CARMEN NÚÑEZ CUENCA

La auténtica sensualidad comienza a los 50

Bella y sexy en la segunda mitad de la vida

Arcopress • Colección Desarrollo personal
Dirección editorial: Pilar Pimentel
Edición de Rebeca Rueda
Diseño de cubierta: Fernando de Miguel

www.arcopress.com
pedidos@almuzaralibros.com - info@almuzaralibros.com

Editorial Almuzara
Parque Logístico de Córdoba. Ctra. Palma del Río, km 4.
C/8, nave L2, n.º 3, 14005, Córdoba.

Imprime: Gráficas La Paz
ISBN: 978-84-10354-35-7
Depósito legal: CO-2198-2024
Hecho e impreso en España - *Made and printed in Spain*

A todos los que amo,
presentes y desaparecidos.

Y a tantos maestros que
me ayudaron a ser quien soy.

ÍNDICE

TERCERA PARTE
Otoño apasionado: Erotismo y sensualidad cumplidos los 50

CUARTA PARTE
Batallas finales de liberación

QUINTA PARTE
Final del viaje y llegada a la Isla Sensualidad

PRÓLOGO

Cuando conocí a Carmen una soleada mañana madrileña, me llamó la atención cómo asumía el privilegio de ejercer la libertad. Este rasgo es el que más destaco en este su segundo libro, que me invitó tan «irresponsablemente» a prologar. Ella hace ejercicio de esa libertad a diario, como bien pude comprobar cuando asistía puntualmente a nuestro Programa del Diplomado en Nueva Longevidad y nos sacaba a todos los presentes de la zona de confort con sus planteos y preguntas, desafiándonos a pensar de manera diferente y a cuestionar nuestras propias creencias y valores.

Por ello no me sorprende que sus ideas hayan cobrado vida en este volumen, que sin duda da voz a un universo de mujeres que, al llegar a los 50 años, se enfrentan a su propia belleza, erotismo y sensualidad. Estas mujeres seguramente verán reflejados sus caminos y preocupaciones en estas páginas, donde Carmen nos invita a un viaje de autodescubrimiento, explorando las múltiples facetas de la madurez relacionadas con la estética personal, el deseo y la sensualidad.

Esta travesía que nos propone es un viaje hacia aspectos más desconocidos o enigmáticos de un momento de la vida, la nueva longevidad, que creías olvidados; aspectos muy personales que se van desgranando en el libro con una profundidad que te sorprenderá. Es un periplo a través de un océano azul, la segunda mitad de la vida, que te llevará a descubrir una belleza interior y exterior que va más allá de lo imaginable, llenando tu vida de una profunda satisfacción.

En ese sentido, me detendré en su título, *La auténtica sensualidad comienza a los 50*, que por sí mismo es suficientemente aclaratorio y sugerente. Nos invita a explorar nuestra sensualidad más allá de cualquier límite, para descubrir quiénes somos en esta etapa tan retadora como gratificante, y, por qué no, divertida. Si comprendemos qué es la sensualidad y comenzamos a ejercerla de manera consciente y decidida, es precisamente cuando este viaje se convierte en una experiencia profundamente enriquecedora.

Carmen explora desde su enfoque no solo personal, dado que ella misma transita la longevidad, sino como socióloga, la compleja relación entre la libertad individual y las normas sociales. Nos invita a reflexionar sobre cómo los patrones culturales que hemos interiorizado pueden obstaculizar nuestro crecimiento personal. Si bien es posible liberarse de estas limitaciones, el proceso no es sencillo. Es como si estuviéramos tratando de deshacer un nudo muy complicado: requiere paciencia, perseverancia y, a veces, ayuda externa.

Por otro lado, descubrir esa belleza interior y exterior, como belleza evolucionada, suficiente y auténtica, que no tiene que ver con los estereotipos socioculturales, sino con la satisfacción de vida y la aceptación de lo que realmente somos, puede ser experimentado en la segunda mitad de la vida, sin necesidad de artificios o cambios estéticos. Y este descubrimiento nos brinda el impulso necesario, como un viento marino, para desplegar velas y poner rumbo a esa Isla Sensualidad, como ella la llama, desde nuestra belleza más profunda.

¡Pero claro! Nada es fácil ni gratuito en esta segunda mitad de la vida. Carmen destaca la importancia de las «batallas personales» que todos debemos librar si queremos revelarnos contra las normas establecidas. Hablar del paso del tiempo no es tarea sencilla, pero con estas líneas ella nos muestra que, aunque el camino sea arduo, es posible liberarse de estas ataduras y vivir una madurez plena y auténtica. Su enfoque y su valentía para cuestionar lo establecido en estos temas, que no son muy tratados, referidos al envejecimiento nos inspiran a enfrentar nuestras propias batallas y a buscar una vida más libre y satisfactoria. Carmen es una de las nuestras, y esto queda de manifiesto en las líneas que nos propone en este libro. A través de su pensamiento de socióloga con una mirada crítica, nos brinda una serie de recursos valiosos para la reflexión y el análisis personal. Entre estos recursos se incluyen preguntas provocadoras, ejemplos ilustrativos y estrategias efectivas que nos invitan a cuestionar nuestras propias creencias y a explorar nuevas perspectivas. Su enfoque ayuda a profundizar en el entendimiento de los temas que propone y a desarrollar una mayor conciencia sobre los mismos.

Ojalá que con ellos pueda contagiar a la mayoría de sus lectores, porque esto que sigue no es ni más ni menos que un manifiesto sobre la segunda mitad de la vida, la etapa más larga e interesante que probablemente todos nosotros vivamos.

¡Bienvenidos a este viaje!

Dr. Diego Bernardini
Doctor en Medicina por la Universidad de Salamanca.
Profesor titular de Medicina en la Universidad Nacional de Mar del Plata.
Fundador de la comunidad «La segunda mitad».

11

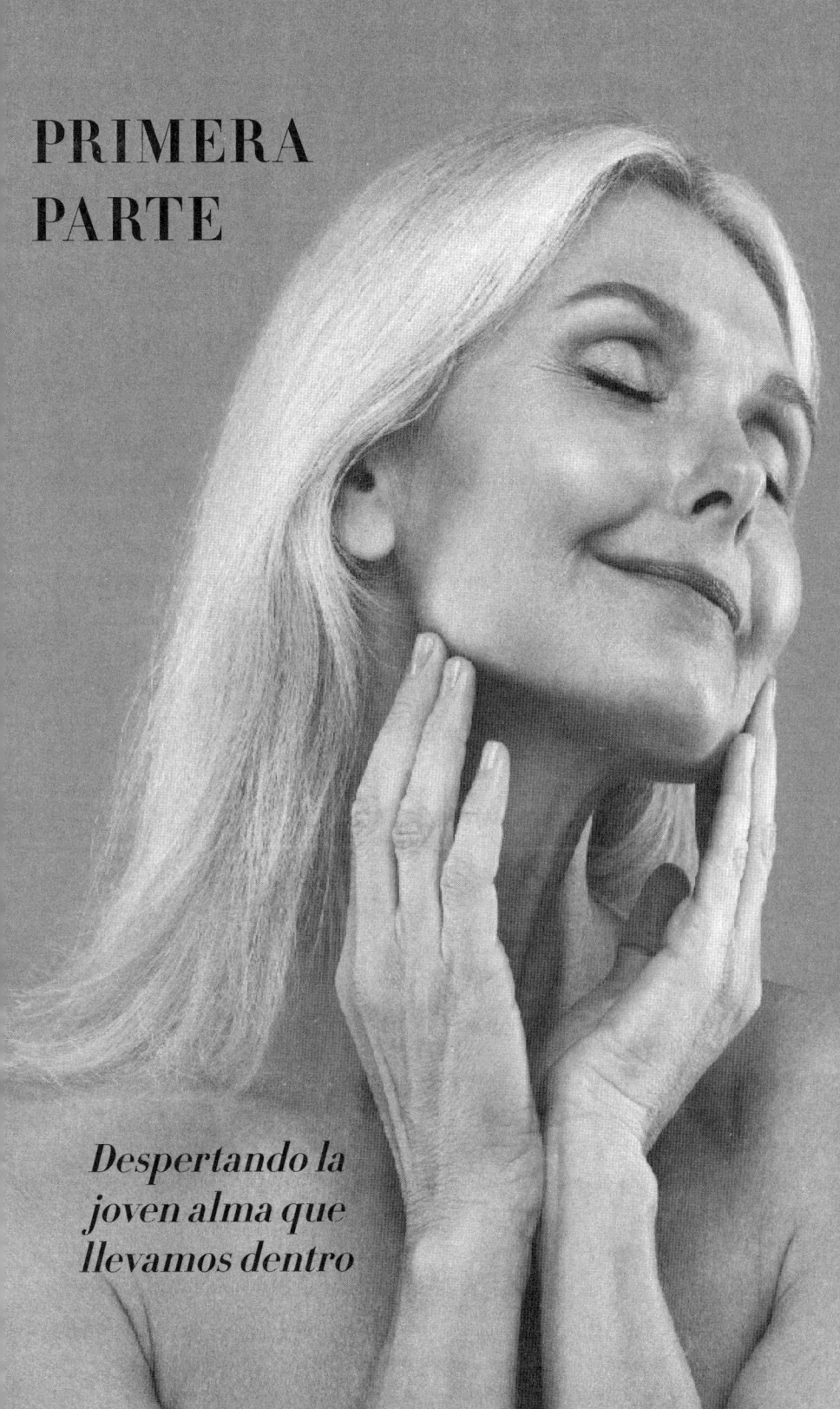

PRIMERA PARTE

Despertando la joven alma que llevamos dentro

Del verdecido júbilo del cielo
luces recobras que la luna pierde
porque la luz de sí misma recuerde
relámpagos y otoños en tu pelo.

El viento bebe viento en su revuelo,
mueve las hojas y su lluvia verde
moja tus hombros, tus espaldas muerde
y te desnuda y quema y vuelve hielo.

Dos barcos de velamen desplegado
tus dos pechos. Tu espalda es un torrente.
Tu vientre es un jardín petrificado.

Es otoño en tu nuca: sol y bruma.
Bajo del verde cielo adolescente,
tu cuerpo da su enamorada suma.

OCTAVIO PAZ

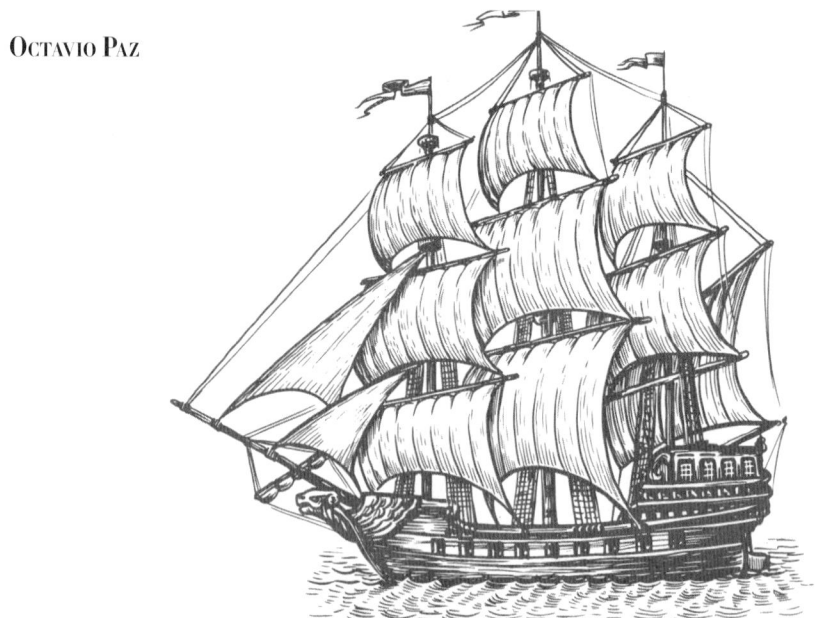

CAPÍTULO 1

Viajando más allá de los 50

Nuevos pasaportes

> *En mitad del invierno más profundo aprendí*
> *por fin que había en mí un verano invencible.*
>
> ALBERT CAMUS
> (*El verano*)

Hace poco menos de un año, el sol acariciaba mi rostro mientras observaba desde la ventana un viejo galeón varado en la bahía de Santander. Sus velas imponentes, mecidas por el viento y el tiempo, parecían suspirar historias de aventuras, retos y desafíos.

En ese instante, me sentí como una mujer a la que la vida ha ido curtiendo con sus vientos y mareas, pero todavía fuerte y bella, como lo fue mi abuela, y resiliente, con un corazón lleno de ganas vivir nuevas aventuras y pasiones.

Cerré los ojos y dejé que la brisa marina me envolviera, y, de pronto, una oleada de recuerdos me invadió: la travesía en lancha con mi padre y mis primos mientras nos bañábamos en la playa de Galizano, las noches estrelladas pescando en silencio o aprendiendo a nadar de la mano de mi madre, en las frías aguas del Cantábrico.

Cada recuerdo es una especie de marca en la piel que celebra la vida, desde aquella niña que fui hasta la mujer que soy, recorriéndome como vivencias de batallas unas veces ganadas y otras perdidas, pero todas aprendidas.

Sin dudarlo, sentí que aquel «viejo galeón» reflejaba mi propio cuerpo, en el que siento que habita una curiosa sabiduría, dulce y expresiva, fruto de la experiencia de los años pasados y de la travesía vital realizada, en donde la edad es, sinceramente, lo que menos importaba.

Unos días después, mientras reía y jugaba con aquellos mismos primos que me acompañaron en la infancia, en las playas del Sardinero, como si fuéramos otra vez pequeños, sentí que me invadían una gran paz y un profundo agradecimiento por el simple hecho de estar nuevamente juntos, y de repente comprendí que ser «una vieja» era un regalo inmenso.

En ese preciso instante, una chispa encendió mi alma: escribiría mi segundo libro, una especie de oda sin límites para los más mayores, pero respetuosa. Un viaje interior, una celebración de la belleza y la pasión que residen en cada uno de nosotros, sin importar la edad.

Más que un libro, sería una invitación a sumergirse en los mares de la sensualidad, la belleza y el erotismo, navegando por rincones olvidados y descubriendo el poder que reside en nuestro interior, especialmente a partir de los 50 años, cuando la vida se abre ante nosotros con nuevas posibilidades y horizontes.

Un refugio para esas almas libres que intentan navegar sin ataduras, viviendo la vida a su ritmo, sin encorsetarse en normas rígidas; un espacio donde priman el respeto, la educación, la empatía, la generosidad y la compasión hacia uno mismo y el entorno.

Con el paso de los años, mi percepción de la sensualidad ha evolucionado. Hoy la entiendo como una filosofía de vida que me guía en la búsqueda de la armonía entre mi libertad individual y mis responsabilidades colectivas.

Es un estado mental que me permite experimentar el mundo con todos mis sentidos, apreciando cada detalle y cada instante. Está lejos de ser superficial, es una fuerza vital que me impulsa a crecer, a aprender y a conectar más profundamente conmigo misma y con los demás.

Así, con el corazón rebosante de entusiasmo, comencé a escribir el libro para poder compartir mi experiencia, mis emociones y mis sueños con otras personas que, como yo, se habían embarcado ya, o se embarcarán en el futuro, en este viaje fascinante hacia la libertad y la plenitud en el corazón mismo del envejecimiento.

Tengo muy nítida esta sensación de que, en realidad, cada uno de nosotros somos como un viejo y hermoso galeón majestuoso, navegando por las aguas turbulentas del tiempo, ondeando nuestras velas al viento de la experiencia. Pero ¿qué sucede cuando el galeón llega a la mitad de la travesía? Es decir, cuando este gran barco cumple 50 años. Ahí es donde comienza la verdadera sensualidad, y es posible rescatar toda la belleza natural que hemos ido acumulando con el paso del tiempo, o al menos así lo siento y así lo he comprobado a lo largo de mis conferencias y charlas con las mujeres con las que he ido tratando, sin descartar que yo misma transito la longevidad.

Este viejo galeón en el que habitamos, cuyos tablones crujen muchas veces, con cicatrices de olas pasadas, y donde el velamen una vez blanco y lleno de esperanza, ahora moteado y curtido por el sol, muestra que a los 50 la brújula interna se ha de reequilibrar.

Ya hemos dejado de guiarnos solo por la dirección del sol y las estrellas, y ahora nos damos cuenta de que, cuanto más miramos hacia dentro, mejor entendemos la vida. ¿Qué nos impulsa en este momento? ¿Qué nos hace sentir vivos más allá de esa edad que marca el comienzo de un cierto fin?

Sinceramente, creo que la sensualidad de la vida —que no solo está en la piel—, el erotismo, la sexualidad y las pasiones de juventud constituyen la conexión más profunda con nuestra verdadera esencia vital, con la danza de los sentidos y la melodía de los viejos recuerdos.

Vivimos en una sociedad en la que siento que siempre vamos con prisa y muy rápido, ¿no? Siempre corriendo de un lado a otro, tachando cosas de nuestra lista, de todas aquellas que tenemos que hacer a diario.

Pero ¿cuándo fue la última vez que te detuviste a sentir realmente? A disfrutar de una caricia, de un aroma, de un olor, de un sabor… Incluso nuestra vida sexual también se ve afectada por este ritmo. A veces nos olvidamos de lo que nuestro cuerpo es capaz de sentir y de dar. ¡Qué pena perdernos tantas sensaciones increíbles que constituyen ese placer de la vida y esa sensualidad más completa!

Y en este contexto, son muchos los que creen que a los 50 el galeón ha llegado al final de su viaje, que se ha quedado sin viento en las velas o sin ganas de sentir, a la deriva.

Pero nada más lejos de la realidad, ya que lo que ocurre es que se convierte en un buque insignia, en un referente de experiencia, de conocimiento y, por supuesto, de placer, deseos y belleza. Ha aprendido a navegar por aguas turbulentas, a sortear los escollos y a encontrar los tesoros escondidos en las profundidades del océano.

Pasar el ecuador de la vida supone sentirse algo así como un frasco de perfume mejorado con los años, pero, en cierto sentido, de una fragancia antigua, que ya no es efervescente, como la de la juventud, sino que se ha asentado y madurado con profundidad en el alma y con experiencia en el espíritu, donde la vida se infiltra en nuestros poros como el aroma de un jardín secreto que podemos descubrir en este vasto territorio que se abre a partir de esa edad.

Esa sensualidad es como una brisa marina que acaricia nuestra piel, como el beso suave y persistente de sentirse vivo un día más, que no se apaga con los años y que se va transformando con el pasar del tiempo, y los labios que antes buscaban ardor ahora buscan ternura, y las manos que exploraban con urgencia ahora acarician con reverencia, respeto, admiración y serenidad.

Nuestro cuerpo y nuestra mente son un mapa de tesoros. Cada lunar y cada línea de expresión marcan un lugar visitado. La sensualidad se despliega en los cinco sentidos: el roce de la seda en la piel, el sabor de un vino añejo, el aroma de la lluvia en el asfalto caliente. Los cincuenta son la edad de los sentidos despiertos.

Y en esta segunda mitad, en donde el reloj de arena se vuelve más evidente, de pronto percibes claramente cómo sus partículas doradas caen inexorablemente. Y entonces es cuando la sensualidad se vuelve urgente, no hay tiempo que perder para disfrutar plenamente de todo lo que la vida nos pueda ofrecer.

¿Por qué? Porque ahora sabemos ya definitivamente que la vida es mucho más breve de lo que creíamos de jóvenes, o de niños, y que cada caricia, cada risa, cada abrazo, cada día y cada hora son un tesoro que no podemos desperdiciar. Hablamos de una etapa en la que es muy importante esa infinita chispa de la vida humana para disfrutar de todo lo que nos rodea con los cinco sentidos. Un momento a partir del cual las manos van entrelazadas y los corazones se sincronizan, pero solo si queremos, nos dejamos y nos lo proponemos.

Por eso, en este libro he pretendido rebelarme contra la idea de que la sensualidad, el placer o la belleza sean exclusivos de la juventud, o de esos modelos imposibles que nos venden los agentes difusores y los medios de comunicación continuamente, y que siempre se alejan de todo lo que somos o tenemos.

Personalmente, rechazo la creencia de que, en estos últimos años de la vida, las mujeres no podemos ser atractivas y deseables, o que debemos recurrir a la cirugía para ocultar el tiempo (respetando, por supuesto, a quienes así deseen hacerlo).

Mi cuerpo ha vivido, ha experimentado, ha dado vida y ha amado. Y ahora adoro las arrugas en mi rostro, los pliegues en mi cuerpo, las canas en mi pelo y mis pechos en su sitio —el sitio en el que los pone la edad—, pues son arte de mi historia y no los escondo.

Mi sensualidad no se define por la firmeza de mi piel o la talla de mi ropa, sino que se manifiesta en la seguridad con la que me muevo, en la confianza que irradia mi mirada, en la pasión que aún arde en mi corazón, en la compasión y la empatía que siento hacia los otros cuando muestran que me necesitan.

Soy una mujer vibrante y llena de vida, para la que la menopausia, lejos de ser un final, ha marcado un nuevo capítulo en mi historia, una etapa de transformación y renacimiento.

Mis ciclos lunares han dado paso a un nuevo ritmo, una armonía serena que me permite escuchar mi voz interior con mayor claridad, y las ataduras del pasado se han deshecho, liberando mi espíritu para explorar nuevos horizontes y descubrir dimensiones desconocidas de mi sensualidad y mi belleza natural, ya que considero que esta última no reside en la juventud efímera, sino en la plenitud de cada instante, en la sabiduría que se adquiere con el paso del tiempo. Y así, finalmente, podremos llegar con la mayor dignidad posible a ese lugar que llamo Puerto Eternidad, en donde atracaremos definitivamente nuestro galeón para su último viaje. Pero, mientras tanto, que sigan fluyendo las ganas de vivir, alzando la copa de vino y brindando por nuestra existencia.

Por eso, deseo que mi canto sirva de inspiración a otras mujeres que transitan por este camino de transformación, para que juntas celebremos la belleza y el poder que residen en cada una de nosotras, sin importar la edad, y así abrazar la sensualidad en todas sus formas.

No dejemos que el miedo hunda nuestro barco y permitamos que sea el viento el que nos impulse hacia nuevos horizontes. Vivamos con pasión, autenticidad y entrega, para poder mirar a la muerte a la cara, con la dignidad de quien ha disfrutado de una vida plena y sin arrepentimientos.

Mi experiencia como mujer ha moldeado mi visión del mundo, pero sé que cada persona es única. Las mujeres, los hombres y todas las identidades de género tienen historias y formas de expresarse muy distintas. Los conceptos de género están en constante evolución, y esta diversidad enriquece nuestra comprensión de lo que significa ser humano.

Para hacer de esta lectura una experiencia más envolvente, decidí tejer una narrativa sencilla y paralela, inspirada en la célebre *Utopía* de Tomás Moro. Así, este libro se convierte en un viaje marítimo hacia una «isla de la sensualidad», donde cada capítulo es una etapa en esta travesía. La metáfora del viaje creo, personalmente, que suaviza algo la lectura y la hace más amena.

En su libro *Utopía*, Tomás Moro propuso una sociedad en la que los ancianos, por su sabiduría y experiencia, gobernaban. Esta idea, radical para su época, resuena en la defensa de estos temas en la madurez, su potencia y su capacidad para transformar nuestras vidas, y ha calado profundamente en mí, en mi forma de pensar y de actuar.

Así pues, tengo muy presente que cada uno ha de recorrer su propio camino, aprendiendo y haciendo lo que pueda, quiera y desee, o lo que las circunstancias le permitan. Desapruebo la visión negativa de la sociedad sobre la vejez, y me dedico a crear entornos donde las personas mayores exploren este tema sin vergüenza ni censura, y donde la belleza no se considere algo ajeno a ellas, e imparto conferencias por España sobre envejecimiento en general, no con la intención de ayudar, sino de poner recursos sobre la mesa que puedan servir para navegar mejor en las aguas de la vida.

Anhelo que la sociedad comprenda que esta etapa puede estar tan llena de posibilidades, oportunidades y nuevas experiencias, como cualquier otra. Y si aparece alguna discapacidad, deseo tener los medios para acompañar a quienes lo necesiten, confiando en la Divina Providencia, para que me acompañen también a mí en tales circunstancias. Por eso escribo este libro, con este interés y este deseo como marea de fondo.

Olvídate de las etiquetas. Este libro no pretende ser un «manual de sexo» para personas mayores, o un conjunto de recomendaciones para ser más bella y disfrutona, sino que, más bien, es un canto a la vida y a lo hermoso que resulta ir cumpliendo años.

Soy plenamente consciente de que el envejecimiento puede traer consigo enfermedades e incapacidades. Sin embargo, la enfermedad no define a la persona. Incluso en las circunstancias más difíciles, podemos encontrar la manera de gozar de la vida y cultivar relaciones significativas. Esta responsabilidad recae en cada uno nosotros, gobiernos, empresas y sociedad civil.

Incluso en esas situaciones, que todos atravesamos en algún momento, difíciles y duras, la sensualidad no debería ser excluida de nuestras vidas.

Así, propongo que, independientemente de nuestras dolencias, busquemos activamente experiencias que nos permitan sentirnos vivos y conectados con nosotros mismos, alcanzando una sensualidad consciente que haga cada momento valioso, aun partiendo de situaciones que no sean precisamente las más favorables. Siendo capaces de explorar juntos las aguas turbulentas de la sociedad actual y reflexionando sobre la esencia de lo que somos, sin excluirnos a nosotros mismos de la sensualidad de la vida (poca o mucha) que, a pesar de las dificultades de la travesía, podamos obtener.

No será un viaje fácil. Habrá tormentas de confusión y olas de incertidumbre. Pero también encontraremos momentos de calma y meditación que nos harán más llevadero el camino.

Te invito pues a zarpar en este galeón, para que emprendamos juntos la travesía hacia un futuro más humano, más justo y compasivo. Un destino que he bautizado como Isla Sensualidad, una utopía consciente de sus limitaciones, pero que anhelo construir y compartir contigo.

CAPÍTULO 2

Festejando la vida en todas sus etapas

Yo no creo en la edad.
Todos los viejos
llevan
en los ojos
un niño,
y los niños
a veces
nos observan
como ancianos profundos.

PABLO NERUDA
(*Oda a la edad*)

Deja de lado eso de que las brújulas del tiempo te atan a la idea de ser mayor, ya que en este viaje se trata de examinar juntos la belleza que florece en la vejez, y de liberar el potencial erótico y sensual que reside en cada uno de nosotros. Pero, antes de entrar en esos temas, desarrollaremos conceptos e ideas sobre la vejez que son igualmente interesantes y que merece la pena conocer.

Nos embarcamos en un fascinante viaje a través de las múltiples dimensiones de la edad humana, descubriendo las diversas formas en que definimos y experimentamos el paso del tiempo, desde la edad cronológica que marca nuestro calendario hasta las percepciones más subjetivas y dinámicas de nuestra edad biológica, social, psicológica y autopercibida.

Y entre todas ellas, a modo de rompecabezas, conocemos y descubrimos cuál es nuestra verdadera edad, sabiendo que la edad es un concepto fascinante y multifacético que no puede ser reducido solo a la «cronoedad», tema que desarrollé en mi primer libro, *Descubre tu verdadera edad* (Núñez, 2022).

Somos un mosaico de edades

Imagina que somos como un pastel de cumpleaños con varias capas, pues vamos a desglosarlas de una manera amena y divertida que nos ayude a comprender todo esto.

Cronoedad

Comenzaremos por desmitificar la edad cronológica, esa medida lineal que nos persigue desde el nacimiento y que, a menudo, se utiliza como única referencia para determinar nuestra etapa vital.

Es la edad que todos conocemos, la que marca el calendario desde nuestro nacimiento. Es como el número de velas en nuestro pastel de cumpleaños, la cifra que figura en nuestro DNI.

Sin embargo, lo realmente significativo es cómo nos sentimos y cómo vivimos la vida. La cronoedad es importante, sin duda, y no debemos olvidarla ni dejar de tenerla presente, pero también existen otras edades que habitan nuestro cuerpo y que vale la pena conocer.

Edad autopercibida

Esta es la capa subjetiva, como el glaseado del pastel. ¿Cómo nos sentimos realmente? ¿Nos vemos más jóvenes o mayores de lo que somos? A veces, nuestra percepción puede ser un poco como un espejismo en el desierto. Cada uno tiene de su propio sentido de envejecimiento, con independencia, a veces, del número de años que lleva en este planeta.

Esta edad, por lo general, puede variar significativamente de la edad cronológica, ya que es posible sentirse más joven de lo que indica nuestra fecha de nacimiento o, en ocasiones, más viejo. Resulta verdaderamente fascinante sentir cómo la apreciación de la edad puede diferir tanto entre las personas, y cómo a menudo la edad cronológica no refleja completamente nuestra experiencia de vida, nuestras emociones o nuestra vitalidad. Algunas personas se ven a sí mismas más jóvenes de lo que indican sus documentos, mientras que otras pueden sentirse más mayores. Se trata, por tanto, de un concepto interesante y subjetivo. Y aunque el reloj marque una cifra específica, nuestra auténtica edad es una mezcla de la cronología y la percepción subjetiva.

El doctor Manuel Castillo (Castillo y Garre, 2021), en colaboración con Vivaz Seguros, llevó a cabo un estudio muy interesante y pionero sobre la edad autopercibida en España, cuyas las conclusiones fueron las siguientes:

– Con respecto a la edad autopercibida, los españoles se sienten 4,5 años más jóvenes de lo que realmente son. El 60 % de la población en general se ve más joven, solo un 15 % se percibe como mayor de su edad cronológica.

– Las mujeres tienden a verse un año más jóvenes que los hombres; pero, en general, sentirse más joven es algo generalizado en España.

– Por comunidades autónomas, los habitantes de Extremadura, Murcia, Andalucía y Galicia son quienes más jóvenes se sienten, superando incluso esa media nacional de 4,5 años.

– La sensación o la idea que tenemos sobre nuestra edad puede influir, claramente, en el bienestar, en la calidad de vida y, posiblemente, en nuestra longevidad.

Esto de la edad interior se entiende mejor con un ejemplo: mi abuela y mi madre nunca mencionaban su edad cronológica. Cuando alguien les preguntaba, se dedicaban a restar años a su edad de nacimiento. Pero lo que hacían de manera intuitiva era conectar con su sentir interior, con lo que realmente eran y deseaban. Sin duda, se sentían más jóvenes y buscaban proyectar esa energía al exterior, mostrando su edad autopercibida en lugar de la cronológica.

Por tanto, la edad en el DNI no define nuestra esencia ni nuestro brío, sino que es solo un dato más; de ahí que considere importante aprender a descubrir las otras edades que nos habitan.

Edad biológica

Descubriremos que la edad biológica, en cambio, nos ofrece una mirada más profunda a los cambios físicos y fisiológicos que experimentamos a lo largo de la vida, revelando un ritmo interno que no siempre coincide con el calendario.

Aquí entramos en el terreno de las células y los genes. Es como la receta secreta del pastel: nuestros órganos, tejidos y sistemas funcionan según su propio reloj interno, que refleja nuestro estado físico y mental. Se trata de una especie de brújula interna que nos guía hacia el placer de vivir y nos permite apreciar la belleza que reside en nosotros, más allá del paso del tiempo.

Esta edad es un fiel reflejo de la salud real de tus órganos y células internas, y has de saber que no todas envejecen al mismo tiempo y que, a buen seguro, sabes cuál de tus órganos internos es el que está más envejecido y más molestias te ha producido hasta ahora.

La genética y la epigenética influyen en nuestra edad biológica de maneras interesantes y distintas. La genética influye en nuestra predisposición a enfermedades y características hereditarias, ya que los genes afectan a la longevidad y a cómo envejecemos. Pero no es solo genética lo que importa, pues el entorno también cuenta.

La epigenética estudia cómo ciertos factores ambientales afectan a la expresión de nuestros genes sin cambiar el ADN, y cómo determinados cambios pueden activar o desactivar genes, encendiendo o apagando nuestra longevidad. En este sentido, son muy importantes nuestras elecciones vitales, experiencias y factores de riesgo a los que estamos y hemos estado expuestos, dado que todos ellos influyen directamente en nuestra biología.

Tanto la genética como la epigenética moldean nuestra edad biológica y, aunque no hay un porcentaje exacto de cómo influyen, sin duda, la epigenética tiene un impacto significativo en cómo envejecemos que no debe desdeñarse. Cada día se hace más hincapié en la responsabilidad que todos tenemos frente a nuestra salud.

Edad psicológica

¡Aquí es donde las cosas se ponen interesantes! Es como el sabor del pastel: ¿nos sentimos jóvenes de espíritu, un poco más sabios o estamos tristes y deprimidos?

Esta edad hace referencia a la actitud que se suele tener ante la vida y la intensidad con la que se siente esta, es decir, cómo nos emocionamos, reímos, lloramos y amamos. Sin dejar de mencionar la importancia que tiene toda la narrativa o discurso interno de nuestra mente, que puede ser más positivo, ayudando a vivir la vida, o más bien de carácter negativo, hacia la depresión o sentirse como víctima de la sociedad.

Se parece mucho a la edad autopercibida, pero, aunque están muy relacionados como conceptos, hablamos de edades distintas cuyas diferencias hay que tener presentes: la edad psicológica es la edad que tenemos en función de cómo ha sido nuestra adaptación mental al entorno en el que vivimos, y se basa en cómo pensamos sobre el envejecimiento y la percepción que tenemos sobre el mismo; mientras que la edad autopercibida es aquella que sentimos que tenemos, y que es la que diríamos si no supiéramos la fecha en la que nacimos.

En cuanto a la importancia de la edad psicológica, considero de gran trascendencia saber que «buenos pensamientos» sobre nuestra vida y nuestro envejecimiento ayudan a que este sea más llevadero y a la propia longevidad.

Los científicos señalan en sus investigaciones que sentirnos bien es un maravilloso elixir que alarga la vida, produce salud y nos conduce a la perdurabilidad. No hay nada mejor que sentir agradecimiento por cuanto tenemos; ser conscientes de ello y aprovecharlo aumenta nuestra esperanza de vida.

David Sinclair, genetista de Harvard, en su libro *Esperanza de vida* (2020), señala que, si somos capaces de cambiar la perspectiva sobre el envejecimiento, considerándolo una enfermedad tratable en lugar de un proceso natural, aumentaremos significativamente nuestra supervivencia en el tiempo.

Por su parte, estudios longitudinales como el de Becca Levy, de la Universidad de Yale (Becca, Kundel y Slade, 1975), revelaron que las actitudes positivas hacia el envejecimiento pueden tener un impacto significativo en la longevidad. De hecho, descubrieron que las personas mayores con percepciones más positivas, alegres y receptivas sobre el envejecimiento vivieron 7,5 años más que aquellas con percepciones menos positivas, a lo largo de los veintitrés años que duró el estudio.

Edad social

Esta capa es como la decoración del pastel: está influenciada por nuestra cultura, relaciones y roles sociales. ¿Somos estudiantes, padres, abuelos o aventureros apasionados? Es decir, remite al conjunto de conductas, actividades y relaciones sociales que mantenemos a lo largo de la vida.

Hablamos de esa edad que sentimos que tenemos en función de las acciones que desplegamos en el medio en el que vivimos, nuestros trabajos y funciones, y que se basa en nuestro desarrollo como personas con los nietos, los hijos, en un trabajo, con actos de voluntariado, en casa, con los vecinos, en la huerta, etc.

De hecho, en este sentido, la jubilación es un tema importante que marca una transición que afecta directamente a la percepción de la edad social y a cómo nos tomamos la vida cuando se ha producido. De ahí que las interacciones que mantenemos con nuestro entorno sean familiares, laborales, solidarias, etc. Influyen en cómo percibimos el envejecimiento y cómo nos adaptamos a sus fluctuaciones, y está incidiendo en la «edad global» que el ser humano tiene.

Estudios realizados por la Universidad Autónoma de Madrid (2022) han demostrado que seguir un estilo de vida mediterráneo (*medlife*) añade un elemento básico de la salud que está más allá de la dieta, y hace referencia a la «gran sociabilidad» de los pueblos mediterráneos, que ayuda a su longevidad.

La capacidad de empatizar y relacionarse con los demás está demostrado que alarga la vida y genera salud en las personas en general y en los mayores en particular, pudiendo reducir hasta casi en un 60 % el riesgo del «síndrome de fragilidad» (Acosta-Benito y Martín-Lesende, 2022) en las personas de mayor edad.

Este tema se considera tan importante que se han desarrollado experimentos intergeneracionales, que cada día tienen más aceptación, de convivencia en el mismo espacio, y por algunas horas, de niños pequeños de guardería con los mayores de residencias.

El primero de ellos, que fue pionero, es el que se desarrolló en una residencia de ancianos de Seattle (Growing Season, 2016), donde se creó una guardería de niños de preescolar que compartían tiempo con los mayores, y de él se obtuvieron conclusiones muy interesantes, como la de una mejora emocional y cognitiva de los ancianos, quienes se sentían más alegres de verse implicados en la educación de los más pequeños.

La interacción con ellos estimuló su ánimo y sus mentes. Manifestaron que sentían que sus vidas volvían a tener un propósito, y los niños, por su parte, se beneficiaron de los buenos tratos y el cariño de los mayores, de su conocimiento y su experiencia.

Todo ello rompió la rutina de los mayores, lo que les permitió sentirse parte de la comunidad y volver a ser útiles en algún sentido, experimentando mejorías en su salud.

Así pues, nuestra verdadera edad es una mezcla del tiempo que llevamos en este mundo, nuestra biología, nuestra mente y cómo nos relacionamos con los demás. Así que sigamos disfrutando de esta gran tarta de sabores, colores y texturas que constituye cada etapa de nuestra vida. De ahí que, en lugar de negar el paso del tiempo o aferrarnos a una juventud que ya no es tal, lo mejor es ser capaces de abrazar el paso de los años, con todas sus posibilidades, explorando y conquistando nuevas parcelas, dejando atrás, en la medida que podamos, las creencias limitantes sobre el envejecimiento.

Es hora de hacer caso a la ciencia y saber que podemos reclamar nuestro derecho a disfrutar de la vida, sin importar la edad que tengamos, pues los números no nos definen, para que la sexualidad y la belleza sean territorios excluidos, negados o silenciados.

La edad no tiene por qué ser un límite, sino una oportunidad que este siglo nos ofrece, como nunca había pasado en la historia del *Homo sapiens*, ya que una persona de 65 años tiene hoy en día por delante la posibilidad real de vivir 30 años más, a poco que nos cuidemos y contemos con algo de suerte.

La nueva era de la longevidad: Un territorio por explorar

Si lo piensas bien, es realmente increíble poder vivir todos esos años de más con respecto a nuestros antepasados en el «territorio 30+»; un espacio sin límites donde la edad no define tu potencial.

Imagina cuando en la etapa de Pericles (siglo V a. C.) nacía un bebé, o en el tiempo del gran Leonardo da Vinci (siglo XV d. C.). En ambos periodos, aun siendo muy diferentes a nivel histórico, la esperanza de vida rondaba tan solo hasta los 30 años.

Con esto quiero decir que el ser humano tuvo que hacer frente a grandes calamidades que mermaron la posibilidad de hacerse viejos, ya que tuvieron que sobreponerse a guerras, pestes, hambrunas, falta de higiene, de recursos, de medicinas...; lo que hizo que murieran muy jóvenes, sin poder tan siquiera alcanzar los 30.

Hoy día, una persona con 60 años puede decir, tranquilamente, que tiene por delante 30 años más de vida, con muchas posibilidades de que se alcancen con salud física y mental, con proyectos, pasión y vitalidad; por eso el «territorio 30+» es una auténtica realidad.

Gracias a los avances en medicina, tecnología, biología e inteligencia artificial, entre otras ciencias, la calidad de vida de la que se puede disfrutar en la vejez no ha tenido precedentes históricos anteriores. Es lo que abre la posibilidad de reinventarnos a nuevas experiencias, y conocer y ahondar en nuestros deseos, para poder hacerlos realidad, en la medida que se pueda.

En el «territorio 30+» las personas mayores tienen la oportunidad de desarrollar nuevos talentos e intereses; emprender nuevos proyectos, empresas y aventuras; forjar relaciones significativas con personas de todas las edades; aportar su sabiduría y experiencia a la sociedad; poder vivir una vida llena de significado; compartir en actividades de voluntariado; incluso ser modelos, políticos, empresarios y agentes de cambio social.

Pero este nuevo territorio no está exento de desafíos, como los cambios físicos y emocionales que acompañan al envejecimiento, a los que, como veremos, tendremos que irnos acostumbrando, poco a poco, según la vida va viniendo. Sin embargo, también ofrece nuevas oportunidades para reinventarse y descubrir nuevas formas de disfrutar la vida, crear, amar y sentir. Y está directamente relacionado con lo que se conoce como «nueva longevidad», que es un concepto que actualmente redefine el envejecimiento como una etapa llena de posibilidades, donde la salud, el bienestar y la vitalidad son los pilares de una vida plena.

El gerontólogo argentino Diego Bernadini (2019), en sus charlas y libros, nos invita a manejarnos con este nuevo paradigma, donde la vejez no es sinónimo de decrepitud o enfermedad, sino de una etapa llena de oportunidades para seguir creciendo y disfrutando de la vida, con todos los desafíos que tenemos por delante en este sentido.

La «nueva longevidad» y «la segunda mitad» son términos que él mismo ha acuñado a lo largo de su trayectoria y utilizado en investigaciones, y que representan un cambio de paradigmas en la manera de entender lo que implica hacerse mayor.

Se trata de una nueva visión que celebra la experiencia, la sabiduría y la belleza, así como la vitalidad y las ganas de las personas mayores de estar en todos los espacios de la vida social, cultural y política, y de ser incluso agentes de cambio social.

No se trata de vivir más años sin rumbo, sino de reprogramar nuestra percepción de la vejez. Es un cambio radical en la forma de pensar, abandonando la idea de un declive lineal y abrazando la posibilidad de un crecimiento continuo y moderado que se extiende a lo largo de toda la vida.

En comparación con el pasado, esta visión ofrece una perspectiva más positiva y esperanzadora del envejecimiento, con un claro cambio en el modelo social y cultural de percibir y sentir la vejez, que se resume en esto:

– **De «envejecer» a «vivir».** Antes, la vejez se asociaba con limitaciones y declive, mientras que, ahora, consiste en vivir plenamente la vida, independientemente de la edad. La nueva longevidad nos invita a ver cada etapa de la vida como una oportunidad para aprender, crecer y disfrutar.

– **De «retirarse» a «reinventarse».** En lugar de jubilarse por completo, las personas mayores buscan nuevas pasiones, emprendimientos y proyectos, como aprender a tocar la guitarra o a manejar ordenadores y redes sociales.

– **De «ancianos» a «experimentados».** Cambiamos la percepción de los mayores. Ahora son una fuente de sabiduría y experiencia. Los abuelos pueden ser mentores, consejeros y modelos a seguir para las generaciones más jóvenes.

– **De «decrépitos y feos» a «sexis, atractivos y con glamur».** Las personas mayores a menudo eran excluidas del mundo de la sexualidad y de la posibilidad de sentirse bellos y atractivos. Ahora, en cambio, los abuelos pueden ser sensuales, elegantes y encantadores. Imagina a una abuela con estilo, luciendo atuendos modernos y deslumbrantes, atractiva y seductora, que cursa primero en una universidad de unos estudios que siempre deseó realizar y no pudo.

Abuelos que pueden mantener su vida amorosa, activa y emocionante, enamorados y llenos de ganas.

La nueva longevidad supone un cambio de mentalidad que nos permite vivir más años con propósito, alegría y vitalidad. Un gran reto a todos los niveles —social, económico y político— y que todo el mundo tiene por delante.

Nuevo paradigma
para la segunda mitad de la vida

Un ejemplo real lo constituye un mediático consejero motivacional holandés llamado Emile Ratelband (*BBC News*, 2018), que ha buscado por todos los medios cambiar su edad legal de 69 a 49 años, pues argumentaba que se sentía y tenía el cuerpo de un hombre mucho más joven, y que su edad legal le impedía disfrutar de la vida al máximo.

Así pues, Ratelband presentó una demanda ante un tribunal de Ámsterdam, alegando que su edad cronológica no reflejaba su estado físico y mental; que se sentía discriminado por su edad, y que tenía derecho a elegir la edad con la que se identificaba.

El tribunal, sin embargo, rechazó su demanda, al menos de momento, explicando que la edad legal es un importante indicador social que se utiliza para determinar una variedad de derechos y responsabilidades, como la edad de jubilación, la edad para votar o la edad para conducir, y, por tanto, cambiar la edad legal de una persona podría tener un impacto significativo en estos derechos y responsabilidades, y el juez no estaba dispuesto a consentirlo sin una razón convincente.

Este caso ha generado un gran debate sobre la edad y la identidad, y algunos apoyaron su derecho a elegir su propia edad, mientras que otros argumentaron que la edad legal es un concepto necesario para mantener el orden social.

Sin duda, el ejemplo de Ratelband ha contribuido a cambiar el paradigma del envejecimiento de varias maneras, ya que ha sido capaz de desafiar la idea de que la edad es un límite, que puede impedir disfrutar de la vida, de la manera que sea, y él se siente y actúa como un hombre mucho más joven.

Ha puesto de relieve que todo lo que se ha dicho de la edad autopercibida, una edad en la que pocos confían y que se suelen tomar a broma, es un tema real y serio que ha llevado a personas como él a tomar tales acciones con su propio gobierno.

La lucha de Ratelband ha inspirado a otras personas a vivir vidas diferentes, más activas y libres, ya que su mensaje de que la edad no es un límite ha resonado en muchas personas que se sienten atrapadas por su edad cronológica y que no se toman a broma la importancia de estos temas en nuestra salud y longevidad.

Lo cierto es que hay cada día más casos de personas mayores activas en diferentes sectores de la vida que constituyen auténticos referentes, y todos superan los 65 años, como Clint Eastwood, Mick Jagger, Cher, Yoko Ono, Carolina Herrera, Amancio Ortega, Joe Biden y muchos más; hombres y mujeres de una cierta edad que siguen desarrollando su vida y se muestran participativos en la lucha por un mundo mejor. Y no solo están ellos, sino que podemos encontrar muchos otros ejemplos más cerca de nosotros de lo que creemos, como en nuestro barrio.

Todas estas figuras nos inspiran a romper las barreras de la edad y a perseguir nuestros sueños sin importar los años que tengamos, y representan un gran ejemplo de que la vida está llena de posibilidades en las que la edad no supone un límite para la felicidad, la creatividad y el éxito.

Motivados e impulsados por el espíritu de Ratelband y tantos otros que están en la brecha, continuamos nuestro viaje hacia nuestra liberación interior, hacia la Isla Sensualidad, aprendiendo a potenciar las fortalezas y habilidades que todos tenemos y navegando juntos por el oleaje de los desafíos, para conseguir una vida mejor, más placentera y sin tantos límites.

No dudes que, en este viaje, te espera una aventura llena de descubrimientos y transformaciones que te llevarán a ser tú mismo.

CAPÍTULO 3

Generación 50+

La fuerza que mueve el mundo

Vejez es un recuerdo y es sentir y poder vivirlo,
es cumplir con mi ciclo en la tierra.
Es esperar que mi cuerpo sea energía.

MAURICIO TIBATA PARADA
(*Mi vejez*)

Navegando hacia nuestro destino, una realidad se impone, la de que los adultos mayores, séniores, *silvers* o veteranos, o como los quieras llamar, somos el grupo más numeroso a bordo del barco. Y, además, si no lo sabías, la vejez constituye la etapa de la vida más larga. En este microcosmos flotante se refleja la realidad del mundo moderno, que hace referencia a que la población mayoritaria actualmente es la de los adultos mayores.

Olvídate de las frases que nos han repetido hasta la saciedad sobre el envejecimiento del mundo y los temores infundados del pasado; el envejecimiento poblacional no es una ruina, sino una oportunidad. No somos una carga ni una clase pasiva, sino una fuerza vital que aporta experiencia, sabiduría y una nueva perspectiva al mundo, donde se van a incluir la belleza y la sexualidad, que son los dos grandes temas del libro, porque he considerado que a menudo son ignorados o relegados a un segundo plano.

En cuanto a la belleza, cabe decir que no tiene por qué tener edad, aunque es cierto que se va transformando con el paso del tiempo y adquiriendo otras dimensiones que van más allá de la exclusivamente apariencia física.

Iremos viendo a lo largo del libro que, durante todo este viaje, me estoy refiriendo a la «belleza externa», que es una mezcla de vitalidad, seguridad en uno mismo, experiencia y buen corazón, ganados con el paso del tiempo; pero también me refiero a toda la hermosura y elegancia que la edad puede traer consigo.

Por su parte, el sexo también es un derecho en la segunda mitad de la vida, y no tiene que acabar cuando la juventud se pasa. Es algo de lo que puede disfrutarse toda la vida, con el cuidado adecuado del cuerpo y la mente durante estas etapas tardías.

Por eso no está de más aprender y atrevernos a abordar estos temas de manera natural, tranquila y sin tabúes. Pero, para ello, es fundamental primero romper estereotipos negativos y promover una visión positiva del envejecimiento.

Los números no mienten: El poder de la generación dorada

No hay que olvidar que los adultos mayores somos en el momento actual un gran ejército de personal que estamos tomando cada día más el control sobre nuestras vidas, y, como se va a ir viendo, nuestra aportación al mundo en todos los sentidos (económico, social y cultural) va a ser mayor, colocándonos a la vanguardia como grupo dominante.

Igualmente, hay que prever que, en algún momento, puede acontecer la dependencia funcional y la enfermedad, temas que también habrá que ir trabajando sobre la marcha. Cada uno de nosotros, en nuestro ámbito, y con las aportaciones imprescindibles de gobiernos, empresas e instituciones sociales.

Y si te queda alguna duda sobre que vamos a ser el colectivo poblacional más potente, te recomiendo que consultes el *Libro Blanco de la Economía Silver en España* (2024), porque es muy ilustrativo en este sentido y da muestras de la importancia demográfica y económica de este grupo social.

Como ya hemos adelantado, en la actualidad, una persona con 60 años puede decir que aún tiene por delante 30 más, con muchas posibilidades de que sea con salud física y mental, en buenas condiciones. Y lo que las estadísticas señalan es que la esperanza de vida seguirá aumentando en el futuro; de hecho, se espera que, en el año 2050, la media en los países desarrollados sea de alrededor de unos 90 años. No olvidemos lo que señala una científica de la talla de María Blasco en su libro *Morir joven a los 140 años* (2016), que para el ser humano actual es posible vivir hasta esa edad.

Hay que prepararse para recibir un mundo plateado, con más canas y ganas que nunca, como se indica en la *Agenda 2030 para el Desarrollo Sostenible* (Naciones Unidas, 2019):

A nivel mundial, entre 2015 y 2030 la población de 60 años y más se elevará de 900 millones a más de 1400 millones de personas; lo que supone un incremento del 64 % en tan solo 15 años, siendo el grupo de edad que más crece.

Todo indica que los niños van a ser un lujo, y que va a haber muchos más abuelos. Es este un tema candente que no puede dejar de tratarse por la sociedad a nivel mundial, pues, de alguna manera, esta realidad supone profundos retos y desafíos a todos los niveles de la vida: económico, político, social, cultural, sanitario, etc. De hecho, para el 2030, las personas mayores representarán el 16,4 % de la población mundial, frente al 12,3 % de 2015. Y si ya nos fijamos en el año 2050, se estima que el planeta tendrá 2000 millones de personas con más de 65 años.

Según datos del INE (2022), de mantenerse las tendencias demográficas actuales, se espera que para el año 2030 un 30 % de la población española sea mayor de 65 años, y que este porcentaje alcance casi un 31 % para el año 2050, dejándonos una sociedad en la que se producen más defunciones que nacimientos.

España continuará siendo uno de los primeros países en cuanto a longevidad, lo que nos tiene que alertar de que también habrá más dependencia funcional. Viviremos más años, sí, pero, aunque ganemos en calidad de vida, sin duda algún tipo de dependencia habrá que atender como sociedad, un reto importante que tendremos que afrontar entre todos.

Y lo más curioso es el crecimiento de la población centenaria, que pasará en España de ser de unas 14.000 personas hasta las 227.000 en el año 2070, lo que incrementará, como se ha señalado, las tasas de dependencia. De ahí la importancia en el momento actual de hablar de la llamada «economía *silver*», dado que los mayores aportan ahora mismo un 12 % al PIB español, y se espera que esta tendencia siga creciendo; además de que, gracias a ellos, se generan 2,5 millones de empleos para poder atender las necesidades de los más mayores, en cuanto a tecnología, servicios hospitalarios, de enfermería, de viajes, de ocio, etc., y se espera que esta cifra pueda llegar a un millón más en los próximos años. Así pues, la denominada «economía de las canas» o *silver economy* ha emergido como un concepto clave para entender este cambio demográfico y sus implicaciones económicas y sociales.

Tradicionalmente, las personas mayores eran vistas como una carga para el sistema de pensiones y para la sociedad en general. Sin embargo, esta percepción está cambiando rápidamente. Hoy en día, las personas mayores son reconocidas como un grupo activo, con un gran potencial económico y social, y garantizan avances en distintos sectores:

- **Emprendimiento e innovación.** Los mayores están demostrando una gran capacidad para emprender y crear nuevas empresas, aprovechando su experiencia y conocimientos.
- **Colaboración y comunidad.** El *cohousing* y otras formas de vivienda colaborativa están ganando popularidad, permitiendo a las personas mayores mantener una vida social activa y mutuamente beneficiosa.
- **Economía colaborativa.** La *gig economy* ofrece a los mayores la posibilidad de generar ingresos adicionales a través de trabajos flexibles y por proyectos, como la enseñanza, la consultoría o el cuidado de niños o mascotas.

En este contexto, una ley española como la denominada Ley de Clases Pasivas del Estado, regulada por el Real Decreto Legislativo 670/1987, que define a los funcionarios jubilados como una «clase pasiva», con todas las connotaciones que ese término tiene, refleja una visión obsoleta de las personas mayores, sin tener presente la realidad de que cada vez más ancianos desean mantenerse activos y productivos después de los 65 años y lo que menos se sienten es «pasivos o improductivos».

La creciente longevidad y la mayor esperanza de vida están obligando a replantear el modelo tradicional de jubilación, pues esta ya no se concibe como el final de la vida laboral, sino como una nueva etapa en la que las personas pueden seguir siendo productivas y contribuyendo a la sociedad.

Aunque, si bien la «economía de las canas» representa una gran oportunidad, también plantea desafíos importantes:

- **Adaptación del mercado laboral.** Es necesario adaptar el mercado laboral para que sea más inclusivo y accesible para las personas mayores.
- **Formación y reciclaje profesional.** Los mayores necesitan acceso a formación y reciclaje profesional para adquirir nuevas habilidades y adaptarse a las demandas del mercado laboral.
- **Romper con los estereotipos.** Es básico cambiar la percepción social de las personas mayores, superando los estereotipos negativos y reconociendo su valor.

La «economía de las canas» es realmente una auténtica revolución social y económica. Las personas mayores son un recurso valioso para la sociedad y su potencial debe ser aprovechado al máximo. Para ello, es necesario implementar políticas públicas que fomenten el envejecimiento activo, la inclusión laboral y la participación social de los ancianos.

Lo cierto es que somos un motor de cambio imparable, y, en consecuencia, hay que saber utilizar esa cualidad para crear un futuro más sostenible e inclusivo entre todos, con ayuda, fundamentalmente, del Gobierno y de las empresas.

La generación X redefine el envejecer

Cuando hablamos de envejecer, a menudo utilizamos palabras como *vejez*, que agrupan a personas muy diversas, creando una imagen demasiado general y poco precisa. Sin embargo, el concepto de «nueva longevidad» nos invita a mirar más allá de estos estereotipos y a reconocer el potencial de los mayores para seguir siendo activos, aprendiendo y contribuyendo a la sociedad.

La generación X, formada por los nacidos entre mediados de los 60 y principios de los 80, está llamada a redefinir lo que significa envejecer. Caracterizada por su independencia, pragmatismo y adaptación al cambio, esta generación está preparada para afrontar la etapa adulta avanzada de una manera diferente. Al haber crecido con la tecnología y aprendido a valorar el equilibrio entre vida personal y profesional, la generación X está más preparada que nunca para aprovechar las oportunidades que ofrece la «nueva longevidad».

¿Y por qué es importante hablar de «nueva longevidad»? Porque pone el foco en la diversidad, reconociendo que el envejecimiento es un proceso individual y variado, con necesidades y experiencias diferentes. Y además, resalta mejor y más intensamente las capacidades y oportunidades que se presentan en la etapa adulta avanzada, aceptando y potenciando el cambio del paradigma en este sentido, que desafía los tópicos negativos asociados al envejecimiento.

Para entender mejor las necesidades de las personas mayores, que no son las mismas que tuvieron nuestros padres o nuestros abuelos, hay que saber qué es lo que se entiende por «vejez», siendo esta en realidad un gran mosaico de generaciones, una especie de calidoscopio de perspectivas y necesidades que deben ser reconocidas, valoradas y diferenciadas para poder ser atendidas de la mejor manera posible por los órganos gubernamentales e institucionales.

En países más longevos como Japón y España, se ha comenzado a clasificar la etapa de la vejez en cuatro grandes grupos bien diferenciados, cada uno con sus propias necesidades y características.

Al igual que no se trata a un niño de 7 años de la misma manera que a un hombre de 37, esta nueva categorización permite una atención más precisa a las particularidades de cada etapa dentro del espectro de la edad avanzada. Así, un hombre de 85 años, por ejemplo, con sus propias necesidades físicas, cognitivas y emocionales, puede recibir un cuidado y atención más personalizados, diferenciándose de un adulto mayor de 65 años en plena forma o de una persona de 90 años con deterioro cognitivo.

Existen diversas clasificaciones de la vejez, cada una con sus particularidades. Para este análisis, he seleccionado la propuesta del Centro Nacional de Geriatría y Gerontología de Japón (Japón, 2010), que considero especialmente relevante por su enfoque detallado y su alineación con mi propia perspectiva. Esta clasificación, entre las muchas existentes, divide la vejez en cuatro etapas bien definidas, lo que permite una comprensión más precisa de las necesidades específicas de cada grupo.

- **Adultos mayores jóvenes**: entre 60 y 74 años, generalmente activos y con buena salud.
- **Adultos mayores de mediana edad**: entre 75 y 84 años, con necesidades de salud y asistencia social crecientes.
- **Adultos mayores**: entre 85 y 94 años, con mayor dependencia y fragilidad.
- **Centenarios**: mayores de 95 años, con necesidades de cuidados especiales.

Esta clasificación no es rígida ni excluyente, ya que las personas pueden transitar entre diferentes grupos a lo largo del tiempo, pero considero que es una herramienta útil para comprender las necesidades específicas de cada etapa y diseñar políticas públicas y servicios adaptados a cada grupo.

Sin olvidar que estas son solo aproximaciones, ya que el envejecimiento varía de persona a persona y de sociedad a sociedad, y no es lo mismo envejecer en la vieja Europa que en Latinoamérica, ni tampoco envejecer con recursos económicos que siendo estos escasos.

Los retos y desafíos del proceso de envejecer son siempre complejos y multifacéticos, y su abordaje requiere un esfuerzo conjunto de todos los agentes implicados en el tema, que son muchos, desde los gobiernos, instituciones, organizaciones sociales, empresas y, por supuesto, la propia sociedad civil.

Juntos es como podemos desmitificar los estereotipos asociados al envejecimiento a lo largo de nuestro viaje, y es bueno estar dispuestos a agradecer a la vida lo que nos da, pues simplemente el tiempo ya es un regalo. Tiempo para aprender, para reinventarnos, para conocer, para amar, para sanar y disfrutar, en la medida que nos dejemos y podamos.

Somos los guardianes de la historia, los portadores de la memoria, los guías de las nuevas generaciones, y en nuestras manos reside el legado de ese espacio, que permite realizar y convertir en realidad el sueño de que cumplir años no sea un lastre, sino una oportunidad para florecer.

En este viaje como marineros experimentados que navegan por las aguas de la vida, sabemos ya que la juventud no representa una mera cuestión acerca de la edad, sino un estado de ánimo, y la sensualidad es un tesoro que llevamos dentro y que se desvela con el paso del tiempo, como un vino añejo que se vuelve más exquisito con los años.

SEGUNDA PARTE

Belleza en las etapas finales de la vida

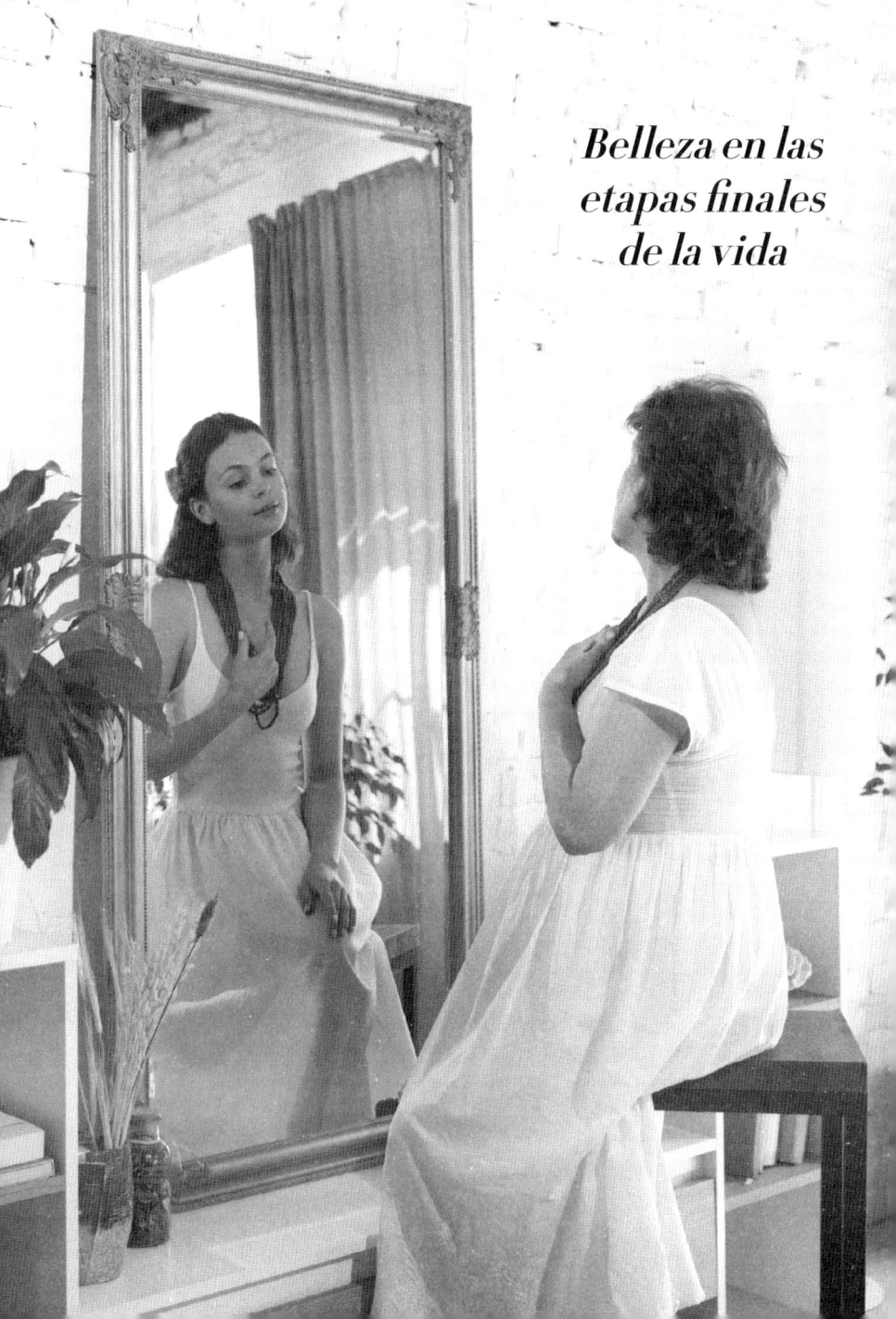

Sola frente al espejo toda mujer lo ha pensado más de una vez: me gustaría ser más guapa, más joven, más atractiva. Y para lograrlo no hay otro remedio que comprarse ropa elegante y cosméticos caros, torturarse con gimnasias abusivas y cirugías peligrosas. Incluso llegar al extremo de pasar hambres extremas voluntariamente.

NAOMI WOLF

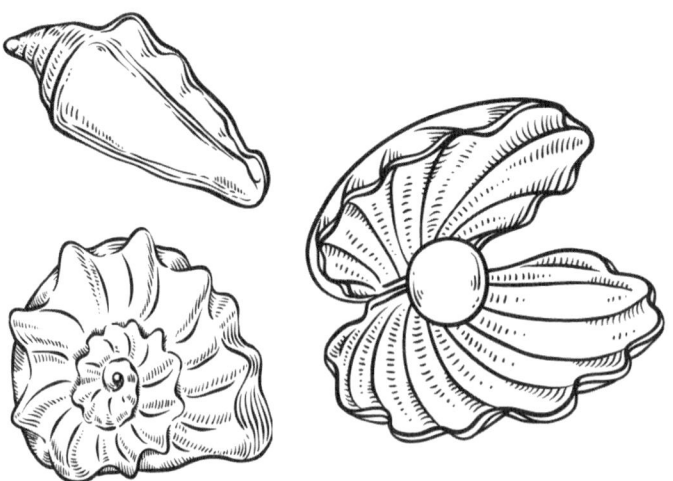

CAPÍTULO 4
Plateadas y radiantes

Soy persona mayor, con alegría lo comento.
Y aunque en mi cabellera
se reflejan unos hilos blancos
y los achaques me perturban,
pido al señor, mi gran creador,
que mis penas y dificultades se disipen,
y no ver el ocaso de mi vida,
sino el despertar de un nuevo día.

MIGUEL ÁNGEL VARGAS BERNAL
(*Soy persona mayor*)

A bordo de este barco, he combatido durante años los mitos y tabúes que la sociedad teje alrededor de la vejez; ha sido una constante desde que era niña, y mi abuela me transmitió sus ganas de vivir y de luchar hasta el último día.

Gran parte de mi trabajo consiste en conocer y desvelar cuáles son los mecanismos de control con los que operan las imágenes e ideas que recibimos de los medios de comunicación, para poder descubrir la cantidad de falsas creencias y prejuicios que nos pasan desapercibidos en la vida diaria, relacionados con el hecho natural de ir cumpliendo años y envejeciendo.

Belleza y vanidad:
El ego que teme al tiempo

El concepto de «belleza» es en sí mismo una especie de iceberg, la punta de lanza de una realidad bajo cuya superficie radiante e idealizada se esconden muchos sentimientos humanos, y que sirve para ocultar o no darse cuenta de realidades fundamentales, como el miedo a la muerte o el egocentrismo individualista desmedido de la sociedad en la que vivimos.

En cuanto al primero, el respeto a abandonar la vida nos hace poner un velo sobre la mortalidad, distrayéndonos así de la dimensión trascendente de la existencia. El *Homo sapiens*, en su miedo a la muerte, suele ignorar este aspecto profundo de la vida, la muerte; lo mismo que rechaza y teme la vejez, así como todo lo que representa e implica.

El miedo a la muerte nos impulsa a aferrarnos a la juventud y a la belleza física como si fueran la clave para la inmortalidad. Sin embargo, esta fijación nos impide apreciar la belleza que se puede desarrollar a partir de la segunda mitad de la vida, disfrutarla, conocerla y desarrollar toda la sabiduría que conlleva.

La biomedicina ha extendido nuestra esperanza de vida y ha introducido conceptos como la «muerte digna» o la «buena muerte». Sin embargo, a menudo olvidamos que la muerte es un proceso natural y que, más allá de los cuidados paliativos, requiere también de un acompañamiento emocional y espiritual. La falta de conversaciones abiertas sobre la muerte y el duelo dificulta nuestra capacidad para afrontar este evento inevitable con serenidad y aceptación.

Al asumir nuestra propia mortalidad, podemos abrirnos a experiencias más profundas y significativas, y así encontrar un sentido más trascendente de la vida.

Por otro lado, en lo que respecta a la otra realidad que tratamos de ocultar, tenemos el egocentrismo y el individualismo, dos conceptos característicos de la sociedad postmoderna que están estrechamente relacionados con el miedo a envejecer y con la obsesión por la belleza.

En nuestra sociedad postmoderna, el individuo ha sido elevado a la categoría de centro del universo, priorizando sus deseos y necesidades personales por encima de cualquier bien colectivo. Esta exacerbación del yo ha dado lugar a un egoísmo desenfrenado que eclipsa valores fundamentales, como la empatía, el amor y la solidaridad. La búsqueda incesante de la autogratificación y el éxito individualista, impulsada por una cultura del consumo que promueve la belleza idealizada y la juventud eterna, ha creado una sociedad cada vez más fragmentada y deshumanizada.

Esta obsesión por el yo, que encuentra su máxima expresión en la persecución obsesiva de la belleza física y la estética, está estrechamente relacionada con el miedo a la muerte. Al centrarnos exclusivamente en nuestra imagen exterior y en la búsqueda de la perfección, estamos intentando negar nuestra condición mortal y escapar del sufrimiento inherente a la vida.

Piaget (1969) ya lo dijo: «Los niños son egocéntricos». Pero lo que antes era una etapa ahora es una epidemia. Nuestra sociedad, obsesionada con la apariencia y el consumo, ha convertido el narcisismo en un estilo de vida. La adolescencia, con su culto a la juventud eterna, ha invadido todas las edades. Nos vestimos como adolescentes, hablamos como adolescentes, vivimos como adolescentes.

En esta búsqueda incesante de la aprobación ajena, hemos olvidado nuestra humanidad, nuestra capacidad de empatizar y conectarnos con los demás. El resultado es una sociedad fragmentada, llena de individuos aislados y desconectados. En otras palabras, sufrimos lo que Savoini (2021) llama «adolescenización de la sociedad».

Para vivir una vida plena y significativa, es preciso cultivar una visión más equilibrada que integre la aceptación de nuestra finitud, la apreciación de la belleza en todas sus formas y la importancia de las relaciones humanas. Esto implica desarrollar una mayor conciencia de nosotros mismos y de los demás, así como la capacidad para conectar con nuestros valores más arraigados y encontrar un sentido más profundo a la vida en este planeta que habitamos y que, sin duda, también nos necesita.

Belleza vs. Edad

La relación entre belleza y vejez, además de constituir un tema apasionante y poco conocido, esconde, como hemos visto, muchos secretos que a veces el ser humano prefiere ignorar.

Nos caracterizamos como especie por tener no solamente necesidades biológicas que cubrir, sino también otras más propiamente personales, no tan útiles e indispensables como aquellas, pero claves para sobrellevar nuestra existencia, como, por ejemplo, la búsqueda de la belleza, pues esta resulta una cualidad que se ha perseguido incesantemente desde tiempos inmemoriales, y esa obsesión se ha ido trasladando a la cultura popular y plasmando en diferentes manifestaciones artísticas o literarias.

Dicha búsqueda ha ido excluyendo de tal concepto a la vejez, negándola y arrebatándole la posibilidad de ser considerada como un periodo bello, de atracción y seducción, con sus propias características e ingredientes constitutivos.

No hay que olvidar que todos en cierto sentido «somos constructores de belleza», en cualquier parte del mundo, venerando de manera casi exclusiva elementos como la frescura de la piel y los años tempranos, lo cual ha ido dejando atrás, en el oscuro fondo del armario, los años dorados y las últimas etapas de la vida. Lo que ha contribuido a generar una visión limitada de lo que es la vejez, estando en este momento en un punto de inflexión en el que, por primera vez en la historia, el ser humano —en concreto, los adultos mayores— se atreve a reclamar, a pedir, a destacar el derecho a que se acepte socialmente su belleza; la que de manera natural va envejeciendo al tiempo que se van cumpliendo años, sin necesidad de pasar por retoques o cirugías.

Ha de quedar claro que la belleza de la vejez es completamente diferente a la de la juventud. Esta primera cuenta con sus propios elementos y características que desafían la visión que vinculaba la vejez con la decrepitud, el deterioro y la enfermedad.

No es hasta ahora, en pleno siglo XXI, que nos hemos atrevido a exponer el hecho de que, en las últimas etapas de la vida, existe y se desarrolla un determinado tipo de estética, abierta e integrativa, e incluso, en numerosas ocasiones, resplandeciente y luminosa, gracias a «viejos cuidados y cuidadores». Y que, sin ser de un estilo juvenil, tierno y lozano, sí resulta auténtica, natural y curtida, exponente de la acumulación de conocimientos, experiencias, errores y batallas ganadas, así como el cuidado de uno mismo en cuanto a salud física y mental. Una estética, la de la «nueva longevidad», que no necesita esconderse detrás de un canon ideal y que recién comienza a desmantelar y alejar de sí el fantasma de la muerte, la senilidad, la ruina y la decadencia, para colarse en primera línea junto al modelo ideal.

Y la tarea no es fácil; me refiero a esa tarea de mirarnos al espejo y rescatar nuestra propia belleza externa según van pasando los años, ya que el deseo de parecer atractivos, ideales y hermosos al modo tradicional ha sido, y es, el intento más claro y directo del sujeto para alejarse del miedo a la finitud. A la suya propia.

Pero, en realidad, la belleza no es un destino final, sino un viaje continuo que supone y engendra dentro de sí la autenticidad, la valentía y el coraje de aceptarse a uno mismo tal y como es, con cada historia que nuestro cuerpo y nuestro rostro cuenten.

Y debe ser entendida como una manera de resistencia a la cultura que idolatra la juventud, existiendo, por suerte, actualmente cada vez más discursos alternativos que emergen de manera lenta pero inexorable, para manifestar que hay mucha belleza por descubrir, conocer y mostrar en la etapa de la vejez.

Hay que pensar que, hasta hace bien poco, a principios del siglo XX, la reivindicación de ser bello, atractivo o deseable en el periodo último de la vida era un tema completamente ausente, impensable, absurdo, que no se consideraba para nada en nuestra cultura occidental. Y fue así durante siglos, aunque hasta cierto punto resulta entendible, pues la esperanza de vida del ser humano era muy breve, unos 30 años de media, y los que llegaban a viejos, que eran los menos, la excepción, lo hacían, en muchos casos, en no muy buenas condiciones ni físicas ni mentales; salvo los que pertenecían a grupos económicamente dominantes y pudientes.

De ahí que durante todo nuestro pasado como cultura occidental la vejez (el ser viejo) haya sido asociada con ideas de fealdad, decrepitud, enfermedad y muerte; todos ellos, aspectos negativos y temidos, de los que las personas renegaban e intentaban huir, en la medida de lo posible.

A lo largo de la historia de la evolución de la humanidad, la esperanza de vida, tan reducida, suponía que el hecho de alcanzar la edad de ser viejo fuera un privilegio reservado a unos pocos.

En este contexto de alta mortalidad infantil y una vida plagada de peligros y privaciones, la vejez era vista como una etapa llena de dificultades y, en ocasiones, de marginación; por tanto, ¿a quién podía interesar?

Quienes llegaban al otoño de sus vidas, se enfrentaban a una gran cantidad de desafíos, tales como falta de atención médica, escasez de recursos, invisibilidad social y, en muchos casos, una salud deteriorada. Esta situación se reflejaba en su aspecto físico, generalmente marcado por la pérdida de los dientes, de audición y de vista, o por la desnutrición y la falta de medios, a lo que se unía un aspecto desaliñado y oscuro.

Comprender el miedo ancestral a la vejez requiere de un repaso histórico, análisis que desarrollé ampliamente en mi primer libro, *Descubre tu verdadera edad* (2022), en el que explico cómo se ha vivido en nuestra cultura todo este proceso de ir cumpliendo años.

De hecho, los viejos no eran considerados como ahora un grupo etario, ni tan siquiera tenían ese estatus, sino que se encontraban dentro del colectivo de los parias o mendigos, lo que se traducía en la invisibilización de los ancianos y una desvalorización de su experiencia y sabiduría, y, por supuesto, se daba por hecho la ausencia total de atractivo y deseabilidad.

Ante la inevitabilidad de un envejecimiento poco atractivo, los pensadores y escritores de siglos pasados retrataban a los ancianos como un refugio de la belleza interna, considerando lo externo como un tema completamente perdido para la vejez. Autores como Marco Tulio, Cicerón, Plutarco, san Agustín de Hipona y Leonardo da Vinci enfatizaban que la verdadera belleza residía en la sabiduría, la experiencia, la virtud y el intelecto; es decir, todo lo referente al mundo interno del anciano, pero no tenían en cuenta la más mínima posibilidad de belleza física, externa.

Esto se ve claramente en las manifestaciones artísticas de diferentes épocas, en donde hay muchos ejemplos que muestran la fealdad de la vejez.

Un artista de la talla de Durero, en pleno siglo XVI, retrata a su madre a los 63 años, y es claramente observable que se trata de una mujer de rasgos endurecidos y una cierta fealdad. Y lo mismo ocurre en otras pinturas, como el cuadro conocido como *Vieja mesándose los cabellos*, de Quinten Massys, donde el pintor muestra una mujer con rasgos grotescos, despeinada y desdentada, o en algunas de las más famosas pinturas de Francisco de Goya en su serie negra, como la del *Viejo con barba*, que incluso tiene detrás de sí una especie de calavera susurrándole algo al oído.

Las visiones de estos *influencers* de la época nos permiten entender cómo la vejez era considerada una etapa de ausencia de atractivo o encanto, a través de personajes viejos, desagradables estéticamente, casi rayando la fealdad. De ahí que el único reducto que le quedaba a la vejez fuera esta visión del atractivo deseable interno, de la consabida experiencia y sabiduría, que, si bien certera en muchos aspectos, llevó a la exclusión de estos de cualquier atisbo de deseabilidad física.

A partir del siglo XX, y gracias a las mejoras en alimentación, vivienda, medicina e higiene, las personas comenzaron a vivir más tiempo y con mejor calidad en todos los sentidos, llegando así al momento actual, en el que el ser humano disfruta de un acceso sin precedentes a recursos que antes eran impensables. Recursos al alcance de la mano, como una buena nutrición, medicina preventiva, ejercicio físico, ropa adecuada, cuidados estéticos o tecnología avanzada (lentillas, audífonos, etc.); un sinfín de herramientas que permiten a los mayores remodelar su imagen externa y construir un mundo propio de encanto y atractivo. Lejos de ser parias, vagando de pueblo en pueblo, sin apenas salud, esta generación ha encontrado la manera de mostrarse elegantes y deseables no solo por fuera, sino también por dentro.

Los mayores que dedican tiempo a cuidarse física y mentalmente irradian una energía especial que atrae a los demás. Se han vuelto personas seguras de sí mismas, con historias que contar y sabiduría para compartir.

Todo eso está permitiendo una revalorización de la vejez, reconociendo su potencial en la sociedad, así como la posibilidad de sentirlos deseables y atractivos, generando un nuevo discurso y una narrativa sobre «los viejos».

Atrás quedaron los tiempos en que la belleza se asociaba exclusivamente a la juventud. Asistimos a un cambio radical de paradigma donde la vejez se presenta como una etapa llena de encanto, glamur y posibilidades.

Pero envejecer con encanto y reconocimiento de lo que se es no significa negar el paso del tiempo, sino abrazarlo con plenitud y autenticidad, dando gracias de estar vivos un día más y recordando que la belleza, por fin, está dejando de tener edad.

En este nuevo paradigma, los mayores han comenzado a ser protagonistas activos de su salud, bienestar e incluso longevidad; están siendo capaces de reinterpretar desde su madurez la experiencia para transformarla también en belleza, celebrando y ampliando el estrecho margen de lo idealizado e inalcanzable. Y conscientes de su situación, desafían los cánones tradicionales, reivindicando el final del conflicto entre belleza y edad.

Es lo que he acuñado como «democratización de la belleza», un movimiento social y cultural novedoso, capaz de apreciar la belleza no solo en la experiencia, la sabiduría y los conocimientos acumulados, sino también de sentirla referida al *ethos* estético físico, que nos impacta y nos gusta.

Su esencia reside en hacer el esfuerzo para responder individual y comunitariamente, de manera sincera y honesta, a la siguiente pregunta: ¿qué es la belleza cuando ya no eres tan joven? Y la respuesta consiste fundamentalmente en la aceptación, valoración y celebración de la vida en todas sus etapas, pero especialmente cuando la juventud ha quedado atrás y uno tiene que cuidarse para vivir en mejores condiciones los últimos años.

La belleza que se manifiesta con la edad no se define por un canon único, sino que se encuentra en la singularidad de cada persona, y es irrepetible, moldeada por la propia historia, la genética, la epigenética y la personalidad; todo ello, condicionado por una determinada manera de vivir intransferible y única, de cada cual.

No se trata de algo meramente interno, sino que se refleja en un exterior curtido por la experiencia del tiempo y cuidado con mimo y atención, que puede llegar, en algunos casos, a permitir expresar salud, vitalidad, gracia y encanto.

Es la belleza de la madurez tardía, que no busca la perfección ni la comparación, sino que se abraza con la autenticidad de haber vivido, aprendido y crecido, de haber construido una vida llena de experiencias y recuerdos.

En definitiva, la belleza singular del tiempo en nuestros rostros y cuerpos envejecidos es un reflejo del alma y la experiencia, que nos recuerda que también en esas etapas de la vida uno puede ser muy sexi y atractivo.

Pero, sin duda, sus elementos integrantes son diferentes a los de cualquier otro canon estético de otras etapas de la vida, y, más allá del discurso político y económico, está asociado a criterios muy concretos, como son los de «normalidad», «naturalidad», «suficiencia» e «imperfección», como veremos más adelante.

Sin olvidar algo maravilloso que sucede: el atractivo y la hermosura de las personas, por lo general, suelen estar relacionados con la subjetividad; de tal manera que lo que una persona considera bello puede no serlo para otra. Y este elemento que parece trivial no lo es tanto, en el sentido de que nos da a todos, más o menos «agraciados», la posibilidad de relacionarnos, amarnos y desearnos, según nuestros gustos y aprendizajes.

El canon de belleza clásico:
Camisa de fuerza

Antes de adentrarnos en la belleza «democrática» que abraza a todas las edades, es esencial comprender los cimientos del canon griego, que es, en sí mismo, un ideal de belleza atemporal que ha trascendido fronteras y épocas, y que curiosamente ha llegado a nuestros días casi intacto, sirviendo de modelo a nuestra propia necesidad de ser bellos y atractivos, fuera de nosotros mismos, de nuestras necesidades y de nuestra realidad.

Fue la antigua Grecia, cuna de la cultura occidental, la que nos legó estos elementos básicos de un canon intrahistórico fundamentado en principios matemáticos y proporciones armónicas que reflejaban una visión de la belleza como algo perfecto, equilibrado y racional, y cuyos principios estructurales son los siguientes:

- **Armonía y proporción.** Este principio se basa en la idea del equilibrio y la simetría; algo que los antiguos griegos valoraban mucho y que sigue siendo importante en la estética moderna. La máscara de Marquardt es un ejemplo de cómo este concepto antiguo se utiliza hoy en día para crear rostros equilibrados en cirugía plástica por relevantes cirujanos.

- **Idealización del cuerpo humano.** Los griegos idealizaban cuerpos atléticos y simétricos, representando así la perfección física. Hoy en día, este ideal sigue presente, aunque sabemos que alcanzar esa perfección es casi imposible para la mayoría de los casos.

- **Belleza vinculada con la virtud y la inteligencia.** Para ellos la belleza no solo era algo físico, sino que también reflejaba la virtud y la inteligencia de una persona; es como si, al ser bello, automáticamente pudieras tener muchas luces y ser, a la vez, buena persona. De hecho, este prejuicio continúa vigente en la actualidad, ya que sabemos que la belleza puede abrir puertas y crear oportunidades, lo que se ha convertido en una moneda de cambio económico, aunque no siempre muestre el carácter real o la inteligencia de alguien.

– **Juventud y aspecto atlético, de salud plena.** Esta es, sin lugar a dudas, una constante tanto en el mundo griego como en el actual, y persigue el modelo caucásico: rubio, de ojos azules, pelo largo, delgado, estilizado y atlético.

Todos estos elementos se han ido transmitiendo de generación en generación, de siglo en siglo y han ido influyendo en la expresión artística de las diferentes etapas históricas, dando forma a las percepciones que tenemos actualmente sobre la belleza e imponiendo su influencia innegable a través del tiempo, consiguiendo llegar hasta el momento presente.

La palabra *canon* proviene del griego antiguo *kanon*, que significa «regla». Es un término que designa normas y modelos concretos, es decir, criterios a la hora de buscarla, que proceden de la relación existente en aquel periodo entre la razón y la belleza.

El Partenón, erigido en la cima de la Acrópolis ateniense, no es solo un hito arquitectónico de la Grecia clásica, sino también un emblema de la búsqueda incesante de equilibrio y armonía, y sus imponentes columnas y su diseño simétrico, producto del ingenio de los arquitectos Ictíneo y Calícrates, han inspirado a artistas y pensadores durante siglos.

Estos maestros de la geometría y la ingeniería basaron su diseño en proporciones matemáticas precisas, creando un templo que emana equilibrio, orden y simetría de sus columnas, distribución y espacios, con un conjunto majestuoso que lo han convertido en un referente de perfección arquitectónica.

Fidias, escultor responsable de la decoración del Partenón, se inspiró en la armonía del templo para crear sus obras maestras, y así fue como diseñó un canon también para las medidas del cuerpo humano. Buscaba la perfección en obras, como en la famosa *Estatua de Zeus* en Olimpia y la *Atenea Pártenos*, que representan lo idealizado del cuerpo humano y de la propia arquitectura del momento.

Y lo siguieron otros muchos, como Policleto, escultor contemporáneo de Fidias, que también tuvo la misma inspiración para realizar su obra más preciada, el famoso Doríforo, que representa a un atleta, siguiendo las ideas de armonía y equilibrio que se manifiestan en la arquitectura del templo.

Vitruvio, arquitecto romano del siglo I a. C., escribió sobre el mismo tema en su obra *De Architectura*, comparando el cuerpo humano con el Partenón, afirmando que ambos debían basarse en principios matemáticos para lograr la perfección.

En la Edad Media, el canon griego fue reinterpretado con una visión más espiritual y religiosa. Y en el Renacimiento supuso un resurgir del interés por el canon griego, considerándolo un modelo ideal de belleza, y en épocas posteriores ha seguido inspirando a artistas y creadores de diversas disciplinas, teniendo plena vigencia en el momento presente.

El genio de Leonardo da Vinci retomó las ideas de Vitruvio como fuente de inspiración para dibujar su famoso *Hombre de Vitruvio*, una figura masculina, inscrita en un círculo y un cuadrado, que representa la perfección y la armonía matemática del cuerpo humano, un ideal que hunde sus raíces en la arquitectura griega clásica.

Se trataba de seguir unas medidas perfectas, como las del *Discóbolo* de Mirón o la *Venus de Milo*, para conseguir la belleza de los dioses. De ahí, una de las principales características era la llamada «proporción áurea», también conocida como «divina proporción».

Hoy en día puede decirse que la persistencia de los elementos del canon griego en la cultura occidental actual va más allá de los constantes cambios en los estándares valorados a lo largo de la historia y sus diferentes etapas. Se trata de un legado que ha trascendido las fronteras del tiempo y que destaca como elementos esenciales la armonía, el equilibrio y la proporción en la búsqueda del ideal del cuerpo humano.

El nexo conductor de todos esos elementos intrahistóricos es que vuelven siempre a un tipo de belleza idealizada que entronca con un deseo esencialmente humano, del que se aprovechan en nuestras modernas sociedades las grandes corporaciones y empresas del mercado de la belleza, obteniendo pingües beneficios.

Indudablemente, en los últimos años, la industria ha ampliado su canon ideal al incluir modelos de diversas características. Ya no se limita exclusivamente al modelo caucásico. Sin embargo, aún persiste la tendencia a idealizar y fantasear con ciertos atributos físicos.

El mundo moderno exige un cambio de paradigma en la belleza, ya que las críticas a la industria tradicional, con sus modelos excluyentes, han dado paso a una búsqueda de algo más de diversidad, que no sea tan estricta y limitada, y que guarde una relación de sintonía y respeto con el medio ambiente.

Porque finalmente el canon en sus elementos intrahistóricos se vuelve una auténtica camisa de fuerza que limita la expresión individual, reprime la autenticidad, genera complejos, comparaciones y envidias, y, lo que es peor, excluye a muchos colectivos, incluido el de los adultos mayores, que no encajan en el molde.

La belleza de este nuevo siglo tiene que evolucionar hacia esa «democratización», donde sea más independiente, genuina y original, y donde la vejez pueda ser mostrada en todas sus dimensiones, así como otros tipos de belleza diferentes y más normales.

Más allá de los estereotipos: Un mundo de posibilidades

Las consecuencias negativas de los estereotipos son muchas, pero quizás la más destacada es el hecho de que invisibilizan todo aquello de lo que no hablan o no representan, lo estigmatizan y lo convierten en una especie de anomalía, cosa rara, olvidada y rechazada.

En la vejez, hablar de temas como el erotismo y la belleza puede generar reacciones diversas, y a menudo se percibe que estos asuntos no son apropiados para las personas mayores, lo que puede llevar a miradas de sorpresa o incluso desaprobación.

Esta exclusión no es el único de sus efectos, sino que tiene más, como puede ser el hecho de que limitan las oportunidades sociales y profesionales por las cuestiones de la edad. Y se relega a los mayores de manera automática y casi subliminal a roles pasivos y dependientes, de esos de las «zapatillas de Geppetto», «la bata de casa» y el «butacón», lo que sin duda puede afectar negativamente no solo a su autoestima, sino también a su calidad de vida en general. Produciendo en muchas ocasiones, como he tenido ocasión de comprobar, sentimientos de vergüenza, miedo al rechazo, depresión, soledad y aislamiento. Asimismo, se subestima la riqueza emocional que el mayor puede ofrecer a la sociedad en muchos sentidos.

En el momento actual hay que destacar que la belleza no se marchita con la edad y que es, además, algo subjetivo y multifacético que en la vejez aporta un encanto único y diferente, que va más allá de cualquier estereotipo o idea preconcebida en este sentido.

Por eso no está nada mal que desterremos juntos algunas de las principales falacias en torno al tema y con relación al proceso de ir cumpliendo años. Hagámoslo aquí y ahora con alguno de esos «malditos estereotipos», como los denomina Yolanda Díaz en su libro homónimo (2021), que son, entre otros, los siguientes:

- **La belleza se marchita con la edad.** Esta vieja idea puede ser contrarrestada con la siguiente: la belleza es subjetiva y multifacética. De hecho, la vejez teje un encanto único con la sabiduría, la experiencia y la seguridad en uno mismo, sin olvidar que, si te cuidas con ejercicio físico, buena dieta, duermes las horas necesarias y te alejas del estrés, puedes con cierta facilidad ser suficientemente sexi y bella.

- **Las personas mayores no son atractivas.** Podemos enfocarlo de otra manera, como que la vitalidad, la alegría de vivir y la pasión no tienen edad. Por otro lado, el magnetismo, el glamur y el *sex appeal* se pueden reconocer y admirar en muchos adultos mayores, de los que seguro alguno se te viene a la cabeza y conoces, sin necesidad de ser famoso.

- **La belleza en la vejez solo se consigue con cirugía estética.** Podemos afirmar que la belleza reside en la autenticidad y la aceptación, de lo que uno es interna y externamente, aceptando su normalidad y llevándola a la categoría de poder ser amado y deseado.

- **La cirugía no define la belleza verdadera.** Sin lugar a dudas, en muchas ocasiones estas intervenciones quirúrgicas crean modelos de belleza que resultan extraños y cosificados. Sin embargo, no es necesario recurrir a cirugías ni gastar grandes sumas en cosméticos para ser una persona atractiva y deseable. Aunque el paso de los años deja sus huellas en nuestro cuerpo, la autenticidad y la aceptación de uno mismo son las claves para irradiar belleza.

- **La belleza se acaba con la juventud.** Lo cierto es que la vejez trae consigo una belleza madura, caracterizada por la experiencia, la seguridad en uno mismo, la serenidad, el conocerse mejor y saber sacar partido a las situaciones. Se trata de una belleza que desprende luz y ganas de seguir viviendo, y que estimula de una manera diferente a como lo hace la belleza juvenil.

- **La piel que está arrugada es vieja y estéticamente fea.** La piel puede mantenerse tersa y saludable con cuidados adecuados. Las arrugas también son hermosas y cuentan historias; se pueden tocar, sentir y amar. Son las cicatrices del paso del tiempo en nuestra piel, y no entiendo por qué hay que rechazarlas o negarles la belleza que poseen. Recuerdo una magnífica campaña del modisto y diseñador Adolfo Domínguez que se acompañaba de un eslogan que decía: «La arruga es bella». Su mensaje pretendía transmitir que las arrugas van más allá del mundo de la moda y traspasan todo hasta llegar a la realidad del adulto mayor, en donde estas pueden ser dignificadas y aceptadas.

- **El cabello canoso es antiestético.** Las canas pueden ser elegantes y dar un toque de distinción a nuestro estilo. Hoy en día, son tendencia de moda y arrojan un romántico toque de luz de luna a nuestra vida y a nuestro aspecto. Lo plateado constituye un sello de identidad, y así es como nos llaman en ocasiones a quienes lucimos mayoritariamente este color: los Plateados. Hemos venido para conquistar, en esta etapa dorada, todos los rincones de la vida.
- **No se puede usar ropa moderna a cierta edad.** La moda no tiene edad, así que atrévete a vestir con estilo, comodidad y seguridad. Cada cual puede y debe vestir libremente, según su gusto y sus necesidades. Sabiendo que hoy en día hay cuerpos de mujeres mayores de 65 años mejor cuidados y más estéticos que algunas mujeres más jóvenes.
- **El cuerpo pierde su atractivo con la edad.** El cuerpo humano es bello en todas sus etapas, si lo cuidas con ejercicio, alimentación sana y espíritu joven. Recuerdo el día que me tocó ayudar a mi madre a lavar a mi abuela de más de 90 años, impedida, con una cadera rota, y en ese instante quedé sorprendida de la belleza del color de su piel, de su suavidad y su delicada estética.

Se puede ser muy sexi en la vejez. La sensualidad y el erotismo no se limitan a la juventud, pues las personas mayores también disfrutan del placer, el deseo y la satisfacción sexual. Nuestro lema es que podemos ser suficientemente sexis y bellas en la nueva longevidad.

Mantén tu esencia y valora tu singularidad, sin dejarte influir por ideales inalcanzables. El amor propio, el cuidado personal y la autoestima son fundamentales para reconocer tu verdadero valor, más allá de cualquier modelo impuesto. No busques la aceptación sacrificando tu identidad; los estereotipos se nutren del temor a la exclusión y la diferencia.

Es hora de cuestionar el canon y sus imperfecciones, de apreciar la frescura de una belleza natural y espontánea, que despierta a la vida en su juventud y que puede continuar hasta la vejez. Y estimo que la belleza artificial y transformada, que oculta detrás sufrimiento y dolor por intervenciones extremas, pierde su encanto y atractivo.

La democratización de la belleza es un acto de rebeldía contra las limitaciones impuestas por los estereotipos y una invitación a entrenar nuestra percepción para encontrar la belleza en lo distinto que reside en cada uno de nosotros, independientemente de la edad, el género, la raza o cualquier otra característica externa. Por ello, como señalaba Naomi Wolf en su obra *El mito de la belleza* (2020), «borrar la edad de un rostro de mujer es borrar su identidad, su poder y su historia».

Finalmente, el sol se pone en el horizonte, tiñendo el cielo de tonos naranjas y rosados, y el viejo galeote continúa navegando plácidamente hacia el autoconocimiento, que habita en nuestra Isla Sensualidad, donde reina el amor propio. Ya sabemos que la verdadera belleza no se basa en un conjunto de medidas perfectas o en un rostro simétrico, sino en la autenticidad y la potencia de ser uno mismo, mostrándose como es de manera orgullosa y digna, respetando la diversidad y la imperfección que nos hacen únicos.

Juventud eterna: El gran negocio del encanto

Una pregunta resuena con fuerza después de todo lo que se ha visto, y es la siguiente: ¿qué fuerzas invisibles perpetúan los estereotipos y creencias limitantes que nos rodean? ¿Por qué la sociedad, en gran medida, los acepta?

Para desentrañar este enigma, debemos analizar tres factores clave: los intereses económicos, el control social, la comodidad de la inercia social.

La industria de la belleza se erige como un gigante ávido de beneficios, y los estereotipos son uno de sus combustibles más potentes, ya que son esos los que impulsan el consumo de productos y servicios de todo tipo de este mundo de apariencias, generando cuantiosas ganancias.

No creamos que esta gran industria omnipresente y de gran influencia social y cultural es solo un conjunto de empresas que venden productos cosméticos y servicios de cuidado personal o cirugías reparadoras.

Es una gran maquinaria muy compleja y sutil que funciona gracias a una serie de dinámicas de poder que perpetúan estereotipos, creencias limitantes y cánones estrechos, que dan de comer a muchos sectores y enriquecen a unos cuantos.

Sin duda, las ganancias económicas están detrás de todo este gran tinglado, baste mostrar algunos datos como los que presenta el informe McKinsey (2023) sobre que el mercado global generó aproximadamente 430 mil millones de dólares en ingresos y se espera que alcance alrededor de los 600 mil millones de dólares para el 2027, en donde destacan las fragancias y el maquillaje.

En España, el negocio de la belleza movió más de 7000 millones de euros en 2022 (Lorenzo, 2023), y es el segundo país exportador de perfumes y el décimo en productos cosméticos.

A menudo este tema se nos vende y muestra camuflado y asociado a ideas de glamur, cultura, éxito social, y, por supuesto, como el culmen de la salud y el bienestar, pero puede ser visto desde otra perspectiva, en su íntima y silente relación con el mundo hiperconsumista e individualista en el que vivimos.

El gran maestro Jean Baudrillard (*The Finest Consumer Object - The Body*, 2004) señalaba: «Ser bello ya no es un efecto de la naturaleza o un complemento de las cualidades morales. Es la cualidad básica e imperativa de aquellos que cuidan de sus rostros y figuras igual que de sus almas».

Estaba ya anticipando lo que se denomina actualmente «comodificación», proceso mediante el cual cosas que originalmente no eran objetos de comercio se transforman en mercancías o productos para la venta. En otras palabras, es la acción de convertir cualquier cosa, ya sea un bien, un servicio, una idea, una relación o incluso un aspecto de la naturaleza, en un objeto que pueda ser comprado y vendido.

Y es algo que, sin duda, puede aplicarse a la belleza del cuerpo humano, que ha pasado a ser tratado como una simple mercancía dentro de un sistema de mercado que impulsa y fomenta esta tendencia sobre nuevos objetos.

La gran industria de la moda y de la belleza transforma continuamente elementos no comerciales en mercancías, a través de la influencia mediática y la búsqueda constante de belleza, mediante las prendas de vestir, maquillaje, perfumes, en un mundo globalizado donde al final todo se compra y se vende.

Por otro lado, esta industria, si bien genera importantes dividendos, también está siendo objeto de relevantes críticas, en el sentido de que presiona excesivamente al consumidor hacia un gasto que está por encima de lo necesario, en muchas ocasiones para adquirir mercancías superfluas de las que se podría prescindir para vivir, fomentando un consumo desmedido.

Es un ciclo que beneficia fundamentalmente a las grandes corporaciones, y no tanto a los consumidores o al planeta.

El *marketing* moderno se basa en una comprensión profunda de las emociones y deseos humanos, así las grandes empresas utilizan esto para desarrollar estrategias que apelen precisamente a nuestros puntos más débiles. Es una especie de lado oscuro que fomenta el consumo compulsivo, donde la compra se convierte en una respuesta automática a los estímulos emocionales, en lugar de una decisión meditada en función de necesidades concretas.

Todo ello, a través de mensajes sumamente persuasivos y atractivos con frases y eslóganes seductores que utilizan expresiones como «antienvejecimiento», «reductor de manchas» o «piel perfecta», para crear necesidades artificiales de productos que prometen soluciones milagrosas. Y con la participación de los *influencers* y celebridades, a los que se recurre como figuras populares para promocionar y utilizar ellos mismos dichos productos y servicios, y así reforzar la idea de que la belleza se puede comprar y es asequible para todos.

Para tal fin, estos *influencers* hacen uso de las redes y plataformas sociales, que se convierten en espacios para promover estándares inalcanzables, que van en contra del proceso natural de envejecer, fomentando la lucha constante para perseguirlos. De esta manera se establecen continuamente comparaciones en cuanto a apariencia, estatus y triunfo que alimentan toda clase de dudas sobre nuestro aspecto, que nos generan inseguridad sobre nuestra valía, y que ejercen presión por ser aceptados no como somos, sino como nos mostramos.

La realidad es que, combinando toda una serie de estrategias, se logra crear una necesidad artificial de sus productos y servicios, y se nos convence de que necesitamos de estos para sentirnos más seguros y ser mejor aceptados en la sociedad.

Esta creación de necesidades inventadas y superfluas obliga a la reflexión como consumidores sobre la responsabilidad de ser más conscientes y aprender (aunque no resulte sencillo) a no dejarnos controlar y engañar tan fácilmente, pues estamos siendo víctimas de una especie de manipulación.

Por otro lado, en esta cultura del consumo excesivo, las tendencias del mercado son cada día más cambiantes y líquidas, y, como decía Bauman (2021), no da tiempo casi a seguir las modas que son tan efímeras como el viento.

Este autor, en su obra *Amor líquido*, entiende que la liquidez de la vida moderna va más allá de los vínculos interpersonales frágiles y de por sí volátiles, impregnando también la industria de la belleza y sus continuos y caprichosos cambios.

Bajo este prisma surge una presión insidiosa para consumir de forma constante, compulsiva y vertiginosa, persiguiendo tendencias fugaces que apenas duran un día o unas horas. Esta cultura del «usar y tirar» acarrea graves consecuencias medioambientales, de las que todos hemos oído hablar.

Todo lo cual desencadena un consumo que produce cientos y cientos de toneladas de basura; de hecho, la masa de basura textil acumulada en el desierto de Atacama en Chile es un problema ambiental significativo muy grave.

Según los informes de Nacional Geographic (2023), al menos 39.000 toneladas de ropa usada terminan en esta región cada año, llegando a ser un tema de tanta trascendencia que supone un punto de urgencias para Naciones Unidas, que lo ha calificado como «emergencia medioambiental y social del planeta».

Este problema no solo afecta al medio ambiente, sino también a las comunidades locales y a la imagen de la industria de la moda, que necesariamente ha de enfrentar, en algún momento, la responsabilidad y reparación de los daños, gestionando los residuos y adoptando prácticas más sostenibles a nivel global.

Belleza industrial:
Cómo nos moldean y nos controlan

Más allá del trasfondo económico, subyace otro aspecto de igual trascendencia, a menudo subestimado: el control social, ese que nos moldea y nos consume a nosotros más que a la inversa, sin que apenas nos demos cuenta.

Estas megacorporaciones, cual modernos titiriteros, orquestan con maestría nuestra percepción de la realidad. Dictaminan, con sutil manipulación, qué es deseable y qué despreciable, qué es bello y qué no. Imposibilitan la autonomía estética y conductual, dictando normas rígidas sobre cómo debemos ser y qué debemos desear.

Es un control que refuerza las estructuras sociales de poder que existen, perpetuándose, y permite que sigan existiendo de la misma manera, limitando la libertad individual.

Autores como Foucault estudiaron en profundidad el tema del control social. Este, en su obra *Vigilar y castigar* (1976), explica en detalle cómo las sociedades ejercen un control constante sobre los individuos a través de mecanismos de vigilancia y disciplina para imponer normas y valores sobre lo que está considerado como «normal» y lo que, por su contra, es «anormal» o «desviado».

Desde este marco y en este contexto, la vejez puede ser vista como una «anormalidad» o como una rara desviación de lo que es la belleza en esencia, dado que se aleja de los cánones ideales. Somos los «anormales», los «desviados», siendo todo lo contrario, que es lo que señalaré en el siguiente capítulo, dado que lo natural es que un ser humano siga su proceso de envejecimiento sin necesidad de estar sometido a semejantes presiones sociales o metamorfosis en su aspecto externo.

Los adultos mayores están dentro del grupo de los no deseables, feos, estigmatizados, negados y silenciados, enfrentados a la belleza dominante que va en contra del envejecimiento y que teme al paso del tiempo, aunque lo camufla bajo otras narrativas, más inteligentes y sutiles.

Si bien la moda actual incluye modelos de mayor edad, debemos ser críticos con su representación. A menudo, estas modelos se ajustan a cánones estéticos irreales, distantes de la diversidad real de las personas mayores en su día a día.

Lo cierto es que las arrugas, las barrigas, las molestias físicas y los cuerpos cambiantes no suelen mostrarse, o, si lo hacen, son estigmatizados y rechazados, y, por lo general, nos molestan e incomodan. Es crucial cuestionar estas representaciones para alcanzar una visión más auténtica e inclusiva de la vejez.

Se perpetúa el valorar ante todo la apariencia física por encima de la salud, las habilidades personales, la cultura o el conocimiento, lo cual es bastante dañino para todos como grupo humano.

La pasividad complaciente del ser humano

Nadie duda de que la belleza y la imagen ocupan un lugar central; pero, detrás de ese interés, también está una especie de «pasividad complaciente» por parte de cada uno de nosotros.

Más que una «simple apatía», esta tendencia se caracteriza por una «acomodación a los estereotipos», una «resignación» ante las imposiciones y una resistencia a tomar decisiones, especialmente aquellas que cuestionan los cánones de belleza establecidos. Sentimos un gran miedo, como sociedad y como personas, a ser rechazados y juzgados de manera negativa, y buscamos un exceso de aprobación por parte de los demás, para ser queridos, deseados y admirados. Y en muchas ocasiones, una baja valoración de nosotros mismos nos hace vulnerables a la manipulación consumista de esta gran industria por la que nos dejamos arrastrar, olvidando la propia esencia y nuestro valor.

En estas páginas, me gustaría rendir un merecido homenaje a uno de mis grandes maestros, el Dr. José Luis Gómez Martín, un médico excepcional que dejó una profunda huella en mi vida y en la de muchos otros. Lamentablemente, no he encontrado referencias suyas en las redes sociales, lo cual es una verdadera lástima, ya que su legado merece ser ampliamente conocido y celebrado. Sin embargo, su recuerdo sigue vivo en mi corazón y en las palabras que él mismo me dirigió: «Carmen, la actividad hay que pagarla, pero no olvides que la pasividad también se paga».

Esta frase, cargada de sabiduría y experiencia, ha sido una guía invaluable en mi camino personal y profesional. Me ha impulsado a tomar acción, a perseguir mis sueños y a no conformarme con la mediocridad, pero igualmente me ha enseñado la importancia del equilibrio, recordándome que la pasividad excesiva puede ser tan perjudicial como la hiperactividad, ya que, por lo general, tendemos a evitar cualquier esfuerzo de reflexión profunda y buscamos la comodidad, y nos dejamos llevar, permitiendo que otros tomen decisiones por nosotros.

Por su parte, Jean-Paul Sartre (2004) sostenía que «estamos condenados a ser libres; somos libres para crear nuestra propia esencia a través de nuestras acciones y decisiones». Sin embargo, esta libertad también nos enfrenta a la angustia y la responsabilidad porque no podemos escapar de la necesidad de elegir, incluso cuando preferiríamos evitarlo.

A menudo, estas elecciones ocurren a niveles inconscientes y subliminales, de los que no somos plenamente conscientes, a menos que apliquemos un poco de pensamiento crítico y reflexivo. Esto es especialmente relevante en el complejo mundo de la belleza, donde los estándares y estereotipos pueden influir en nuestra percepción de nosotros mismos y de los que, sin dudarlo, se aprovecha este gran mercado de una manera sutil, sin que casi nos demos cuenta.

Por otro lado, la constante comparación con estereotipos que en absoluto son alcanzables para la mayoría hace que tengamos un nivel de insatisfacción crónica con nuestra imagen y con nuestro cuerpo, buscando la validación externa, que nos hace estar muy pendientes de los otros, perdiendo la capacidad de autoaceptación y la dosis suficiente de amor propio, que se termina perdiendo.

Por fortuna, la complacencia en materia de belleza no es una sentencia irrevocable, ya que, al tomar conciencia de sus trampas y tomar medidas para liberarnos, podemos construir una relación más sana y auténtica con nosotros mismos, abrazando nuestra belleza única y genuina.

Es por eso fundamental entender y analizar las dinámicas de poder que operan en esta industria. Esto nos permite desmantelar sus estrategias de explotación y contribuir a una sociedad más inclusiva, acogedora y diversa. En ese contexto, la belleza debería definirse por la autenticidad y el bienestar personal, permitiendo que todos tengamos un espacio atractivo más allá de la edad, sin añadir carga adicional al ecosistema en forma de residuos.

Este viaje que emprendemos juntos, surcando los mares de la sabiduría, no culmina con la última página. Es tan solo el inicio de una travesía interior que nos llevará a descubrir las profundidades de nuestra alma.

Al igual que el mar que nos rodea, nuestras emociones son vastas y cambiantes, y, al igual que el galeote, podemos navegarlas con gracia y sabiduría. Este aprendizaje nos permite brillar con luz propia, independientemente de nuestra edad o apariencia física, y compartir ese resplandor con quienes nos rodean, contagiando así la llama de la vida.

CAPÍTULO 5

Sirenas de la madurez

Rebeldes y bellas

*Toda carrera, tanto hacia el sol, como hacia la noche
conduce a la muerte, conduce al nuevo nacimiento,
cuyos dolores teme el alma.
Pero todos recorren el camino,
todos mueren, todos nacen,
porque la madre eterna les da eternamente luz.*

HERMANN HESSE
(*Elogio a la vejez*)

Extendido el mapa de nuestra vida, ya algo desgastado, sobre la mesa de navegación, las líneas trazadas con tinta china representan rutas marítimas, islas paradisíacas y peligrosos arrecifes que, a veces, hemos sido capaces de alcanzar y, otras, no tanto o nada.

El mapa, en muchas ocasiones, solo ha sido una mera representación de fantasías personales, ya que constantemente nos hemos visto enfrentados a un modelo ideal, creado por otros y anhelado por cada uno de nosotros en nuestro interior. Sin embargo, este ideal a menudo ha estado y está desconectado de nuestra realidad y puede tener resultados devastadores.

La búsqueda del mapa auténtico

En la sociedad actual, donde la imagen lo es todo, se ha normalizado una alarmante disociación entre nuestra «imagen real» y la «imagen ideal» que proyectamos al mundo. Esta constante mascarada nos aleja de nuestra esencia, generando un sinnúmero de consecuencias negativas que impactan profundamente en nuestro bienestar emocional.

Desánimo, insatisfacción y baja autoestima son solo algunos de los estragos que causa esta búsqueda incesante por una perfección inalcanzable. La comparación constante con las vidas aparentemente idílicas que vemos en medios de comunicación y redes sociales nos sumerge en un círculo vicioso de envidia y tristeza, alimentando una sensación de vacío y soledad que puede derivar en consecuencias devastadoras, como comportamientos obsesivos, cirugías y tratamientos cosméticos desmedidos y exagerados, trastornos mentales e incluso suicidios.

Todos los mensajes modernos nos convencen de que la felicidad y la realización personal se alcanza a través de lo extraordinario, raro, prodigioso, excepcional, como la novedad, el cambio y el individualismo exacerbado, ignorando el valor de lo «común y corriente», de lo sencillamente «habitual».

Naomi Wolf (2020) plantea algo trascendental que da que pensar cuando señala que «las mujeres están adoctrinadas en el mito de la belleza […] y ellas mismas no están muy seguras de que puedan ser interesantes sin su belleza».

La pregunta está en el aire: ¿podemos ser realmente interesantes, atractivos y deseables para el otro y sentirnos seguros sin este tipo de estética que todos buscamos y que intentamos mostrar al exterior?

Esta búsqueda tiene profundas consecuencias sociales, éticas y morales, ya que en una sociedad donde la imagen idealizada se valora más que la autenticidad, las personas pueden sentirse presionadas a perseguir una versión de sí mismas que no refleja su verdadera esencia, carácter o etapa de vida por la que se atraviesa.

Belleza real después de los 50

Es fundamental despertar de esta ilusión y reconectar con nuestra autenticidad. Aceptar nuestra «imagen real», con sus fortalezas y debilidades, es el primer paso para construir una vida plena y significativa. Debemos redefinir los estándares de belleza y éxito, entendiendo que la felicidad genuina reside en ser fiel a nosotros mismos, no en perseguir un ideal impuesto por la sociedad.

En este contexto, surge una pregunta: ¿qué es la belleza «normal» en la vejez? Se trata de una belleza que reside en la aceptación de uno mismo y en la celebración de la diversidad, y que no se limita exclusivamente a la belleza interior, y esto no me cansaré de repetirlo en el libro.

Si bien la esencia de una persona reside en su carácter, valores y autenticidad, la belleza externa también juega un papel importantísimo en la autoestima y el bienestar hasta el último día de la vida. Esto lo veo en los mayores que me rodean, en mí misma y, por supuesto, en las enseñanzas de mi mejor maestra, mi abuela, que murió con 96 años siendo bella.

Nadie desea sentirse feo, decrépito, desdentado o frágil; de ahí que este tipo de belleza en la vejez sea aquella que nos permite envejecer con dignidad, cuidando nuestra salud física y mental, y disfrutando de la vida al máximo, teniendo en cuenta la experiencia, la sabiduría y la autenticidad, pero también un aspecto externo que, sin ser ideal, nos haga sentir a gusto con nosotros mismos.

Es la belleza de aceptar el paso del tiempo y abrazar nuestras imperfecciones, siendo capaces de vivir una vida plena y significativa, fiel a nuestros valores y sueños, en la medida que podamos y seamos capaces, sin buscar la perfección.

Por otro lado, esta normalidad que valora nuestro núcleo más profundo no significa renunciar al cuidado personal ni abandonarse. Todo lo contrario, se trata de encontrar un equilibrio entre aceptar quiénes somos y mantener una vida saludable y plena.

Cuidar nuestro cuerpo y nuestra mente es fundamental para nuestro bienestar. Una alimentación saludable, ejercicio regular y actividades que estimulen la mente son claves para mantenernos en forma y disfrutar de la vida al máximo. Sin embargo, es importante que seamos nosotros quienes controlemos el barco de nuestra vida, sin caer en excesos, obsesiones ni presiones externas. La clave está en encontrar el equilibrio. Debemos escuchar nuestro cuerpo y nuestras necesidades, y adaptar nuestros hábitos a nuestro ritmo de vida y preferencias. No se trata de seguir dietas estrictas o rutinas de ejercicio extenuantes, sino de encontrar actividades que nos resulten agradables y sostenibles a largo plazo.

También es importante cultivar nuestra mente. Leer, aprender cosas nuevas, hacer ejercicio (físico y mental), realizar actividades que nos apasionen y pasar tiempo con amigos y familiares son rutinas esenciales para mantener una mente activa y saludable.

En definitiva, la verdadera normalidad es aquella que nos permite ser más auténticos y sinceros cada día, sin renunciar a nuestro bienestar, y está basada en el equilibrio, la aceptación y la responsabilidad personal. Lo que redundará en una apariencia, en muchas ocasiones, de serena vitalidad, acorde con la edad, en donde podamos sacar lo mejor de nosotros mismos cada día, sin necesidad de perseguir estereotipos o modelos ideales que en nada benefician ni a la salud ni al bienestar, considerablemente distantes de nuestra verdadera naturaleza.

La auténtica normalidad no se limita al estereotipo ni se deja atrapar por él; es un caleidoscopio de colores, formas y expresiones que se nutren de la esencia única de cada ser humano. Se alimenta de la singularidad de cada individuo, siendo expresión de nuestra personalidad, nuestros gustos y nuestra historia personal, y se refleja en la forma en que nos movemos, en la manera en que hablamos y en la mirada que transmitimos. Y se nutre del estilo personal en todos los sentidos, desde la elegancia a la comodidad en el vestir, pasando por atención médica, nutrición, deporte, revisiones periódicas, y todo tipo de cuidados asequibles y habituales en una persona que va cumpliendo años.

Todo ello nos invita a pensar no solo en lo atractivos que podemos ser, sino en la necesidad de alejarnos de manera consciente, en la medida que se pueda, del consumo excesivo y de gastos innecesarios tanto a nivel general, pues no constituyen sino sobrecargas para un planeta suficientemente contaminado, como a nivel personal, para nuestro bolsillo.

Debemos desarrollar la capacidad de mantener un respeto hacia nosotros mismos, así como a nuestros aspectos y circunstancias personales, recorriendo el sendero de la autoaceptación y la valoración propia, y celebrando la diversidad que envuelve. De ahí que se haga necesario un cambio cultural que redefina lo que es considerado como «belleza en la vejez», ya que, actualmente, falta un grado importante de humanismo en este sentido que sea capaz de poner el énfasis en la dignidad y en los valores intrínsecos, proporcionando un marco para el cambio donde la sociedad pueda pensar, educar y trabajar sobre estos temas. Y en ese nuevo humanismo hay que dejar claro que este tipo de belleza en el adulto mayor no puede limitarse al deseo desesperado de parecer más joven; un hecho que, además de imposible, resulta bastante inútil y efímero en el tiempo, y es capaz de generar personajes ridículos y hasta a veces desagradables.

Por tanto, como concepto multifacético, la belleza se define por la armonía de dos aspectos, el interno y el externo, creando una esencia única, capaz de encontrar la luz propia, que reclama un ser humano entendido y sentido de manera completa y no parcialmente.

Los aspectos internos, aunque son elementos esenciales que conforman la identidad y el bienestar individual, han de estar vinculados a los aspectos externos, que son también observables físicamente por otros y que reflejan la interacción entre el individuo y el mundo exterior. Por ello, resulta esencial la naturalidad de aceptar nuestro cuerpo tal como es, brindándole los cuidados necesarios para mantener la salud física y mental sin recurrir a modificaciones extremas, obsesivas y compulsivas que cosifican al ser humano y lo mutan en un universo hiperreal o alternativo.

La ciencia advierte que un buen estilo de vida que incluya ejercicio físico, alimentación saludable y conexión con nuestro entorno natural y social es más que suficiente para conseguir ser un «abuelo normal y sexi». Pero, para ello, primero hay que entrenar nuestra mirada, desarrollando la capacidad de destacar en nosotros mismos y en los demás aquellos elementos que aportan valor en la segunda mitad de la vida, aprendiendo a detectar y disfrutar de una mirada expresiva y sentida que es capaz de valorar el cabello con canas, la elegancia natural al vestir, el estilo personal, la sonrisa alegre o el movimiento corporal armónico y decidido, y mil elementos más que constituyen este tipo de belleza diferente a la juvenil. Así como la sabiduría y la experiencia en el plano interior.

Hablamos de una belleza que no se va a definir ni por extremos ni por metas inalcanzables e imposibles; que resuena con nuestras experiencias personales cotidianas, alineándose con los principios ecológicos y medioambientales, y promoviendo un enfoque holístico, capaz de valorar lo que es auténtico, en el sentido del equilibrio natural del devenir de la vida.

Quisiera destacar una curiosidad, como nota de color, y es que, a lo largo de la historia, el concepto de «normalidad» se ha asociado con otros como «conformidad», «sometimiento social» o «control social». Es decir, los «normales» eran los que hacían lo que había que hacer, los que se sometían al sistema establecido, a las normas, a las leyes, al sentido común, y el resto eran los anormales. Ya Foucault, en el curso que impartió en el Collège de France entre enero y marzo de 1975, explicó claramente lo que eran los desviados de la norma, tales como los monstruosos, los onanistas, los homosexuales, los viejos y los incorregibles .

Sin embargo, tengo la sensación de que en nuestro tiempo este concepto ha dado un gran giro de 180 grados y ha evolucionado hacia un significado más rebelde, diferente a lo que se ha venido entendiendo hasta el momento. Ahora «lo normal» es lo que se oculta, se tapa, se ignora, se niega, en aras de esa realidad virtual en la que todos estamos inmersos, buscando conseguir una belleza que muchas veces está fuera de nuestro alcance.

Hemos pasado a valorar desmesuradamente la búsqueda de la belleza, la competitividad, el atractivo y el éxito, y se nos anima continuamente a que seamos independientes y triunfadores. Sin embargo, en esta obsesión por lo excepcional, se menosprecia lo que simplemente es «normal», que ha pasado a ser considerado como pobre, escaso, vulgar y carente de atractivo.

Quizás deberíamos recordar que esta belleza también tiene su encanto y que en lo cotidiano, en lo común, encontramos la autenticidad y la conexión con la mayoría. No todo lo extraordinario es verdaderamente valioso, y no todo lo normal es insignificante. A veces, la belleza más genuina se encuentra en lo sencillo y lo común.

Reivindicarla junto con la naturalidad en un adulto mayor es un hecho que en sí mismo se convierte en un acto de resistencia contra la tiranía de la perfección y la presión social que nos empuja hacia un ideal ajeno a nuestra verdadera esencia. Un acto revolucionario y diferente, una especie de «antisistema moderno» que, curiosamente, nos toca a los más mayores mostrar y manifestar. Se ha vuelto, por tanto, una alternativa más en el mundo en el que vivimos.

Más allá de los ideales encorsetados

La reciente edición de Miss Universo 2024 nos viene como anillo al dedo para continuar con el debate sobre el que versa este libro. La ganadora, Alejandra Rodríguez, de 60 años, representa un modelo clásico, estilizado y casi perfecto, donde la cronoedad queda borrada por sus líneas de juventud. Por su parte, y en un segundo plano, la candidata Iris Amelia Alioto, de 72 años, encarna un estilo más cercano a la realidad cotidiana, pero, a diferencia de Alejandra, pocos recuerdan su presentación. ¿A qué se debe esto?

Alejandra constituye la imagen arquetípica caucásica de figura esbelta, piel tersa, rostro simétrico y rasgos faciales delicados; su imagen se ajusta a los cánones tradicionales promovidos por los medios de comunicación y la industria de la moda. Esta mujer es, sin duda, llamativa y cautivadora, pero también dista mucho de la realidad de la mayoría de las mujeres de su edad.

Se trata de un modelo femenino que se nutre y se basa en la perfección física y en la cercanía a un ideal más virtual y menos asequible para las mujeres de 60 años del mundo entero. Y admitiendo que es una señora de gran belleza, claro está, puede generar sentimientos de incertidumbre, inseguridad y baja autoestima en aquellas mujeres que no se ajustan a ese mismo patrón, así como una gran presión social por alcanzar con dicha edad este tipo de belleza no asequible, por diferentes motivos, para todo el mundo.

Iris, por su parte, muestra lo que hemos señalado como «normalidad en la estética», una imagen natural, cercana a la realidad de la mayoría de las mujeres, ya que no posee una figura perfecta, ni una piel impecable, ni rasgos faciales simétricos, y se nota claramente su pelo teñido. Sin embargo, su estilo reside en su autenticidad, su sonrisa radiante y la seguridad que proyecta en su manera de moverse, reír y mostrarse tranquila y confiada al exterior más allá de la edad que tenga.

La comparación entre Alejandra e Iris pone de manifiesto las dos caras, la idealizada y la normal, y ambas merecen ser valoradas, siendo necesario cuestionar la coacción social y cultural para alcanzar esos niveles, que en sí mismos dudo que sean beneficiosos o necesarios para que una persona pueda ser querida y deseada, y a su vez pueda amar y desear.

La normalidad en este contexto permite desarrollar de una manera más fácil lo que somos, recordándonos que más allá de los 60 se puede ser muy seductor, hermoso y atractivo, sin necesidad de emular lo ideal o aparentar ser más jóvenes de lo que en realidad somos.

Hay que seguir promoviendo en todos los ámbitos de la vida, desde los medios de comunicación hasta la educación, pasando por nuestra parte autocrítica, ese mensaje de que el ser humano no necesita ser ideal ni mutante para construir una sociedad mejor y más humanista, pero sí más empático, buena persona, solidario, tolerante y humanista.

En estos concursos, una cosa buena ha sido que el límite de edad, que era muy estrecho, entre los 18 y los 28 años, se ha ampliado, se ha eliminado ese tope, dejando el paso abierto a cualquier edad. Un tema que, sin duda, refleja un aparente avance inclusivo, pero no hay que perder de vista que este tipo de certámenes tienden a perpetuar estándares nada representativos de la diversidad femenina. Estándares que cosifican y mantienen a la mujer en una mística que, si ya no es de la que hablaba Betty Friedan (2016) del mundo doméstico, sí consiste en la de la objetivación del cuerpo, que afecta por igual a hombres, mujeres y personas no binarias.

La victoria de Alejandra puede ser entendida como una maniobra de *marketing* para captar a un público nuevo, el de las personas de más de 65 años, un grupo poblacional que, sin duda, cuenta con un importante poder adquisitivo y que cada día va a ser mucho más potente y poderoso.

Tal y como reflejan estudios como el del *Libro Blanco de la Economía Silver en España* (Comisión de Silver Economy, 2024), se reconoce que esta generación de *baby boomers*, al menos en España, posee el mayor patrimonio, especialmente en el sector inmobiliario, y que tiene una gran capacidad para poder consumir bienes y servicios, lo que los convierte en potenciales consumidores, como nicho de mercado a conquistar.

La estrategia comercial y mercantil a gran escala está en la trastienda del evento, el concurso, para atraer a este nuevo grupo de consumidores que hasta ahora había estado en cierto sentido excluido de esa presión de lograr el ideal o, al menos, aproximarse a él. Sin embargo, lo que logran es perpetuar la imagen tradicional de la mujer, mostrando sus encantos (en este caso, poco natu-rales) y exponiéndola como si de un objeto se tratase.

Recordemos que, como el viejo galeote, somos más parecidos a Iris que a Alejandra, y que, surcando los mares del tiempo, lo importante es ir encontrando las estrellas que, a modo de guías, iluminen nuestro camino hacia la vejez, para así alcanzar una vida placentera los años que nos resten, con el menor número de afecciones.

CAPÍTULO 6

Celebrando los años de nuestra piel

Me celebro y me canto a mí mismo.
Y lo que yo diga ahora de mí, lo digo de ti,
porque lo que yo tengo lo tienes tú
y cada átomo de mi cuerpo es tuyo también.
Vago… e invito a vagar a mi alma.
Vago y me tumbo a mi antojo sobre la tierra
para ver cómo crece la hierba del estío.

WALT WHITMAN
(*Canto a mí mismo*)

Tenemos suerte, y así lo siento, de que la vida nos embarque una y otra vez en travesías llenas de valiosas lecciones para ser mejores en el camino hacia nuestra propia independencia personal.

Este capítulo pretende rendir homenaje a esos mentores, brújulas de vida que, a lo largo de esas travesías, me formaron para poder valorar tanto la vejez como la vida misma, pues, a través de ellos y sus enseñanzas, he podido concretar los elementos básicos que tiene la belleza que hemos denominado «normal» en la vejez.

Estos tesoros de sabiduría que me ayudarán a desarrollar este tema son los siguientes: la teoría de lo «suficiente» de Winnicott, el concepto de «imperfección» de Montalcini y la filosofía *wabi-sabi* versus «cultura rural».

Acompañados por estas luces de conocimiento, navegaremos por las aguas de la vejez, profundizando los tesoros que esta puede ofrecernos en el mundo moderno.

Suficiente y sexi
según vas cumpliendo años

El verdadero significado del concepto «suficiente» lo descubrí allá por la década de los años 80, cuando en la universidad presenté un trabajo sobre la obra *El niño y el mundo externo* (2009) de Donald Winnicott. En aquel momento, recuerdo que me sentí fascinada por la noción de «madres suficientemente buenas».

Este conocido pediatra y psicoanalista no idealizaba la maternidad, sino que la reconocía como una experiencia compleja y llena de desafíos. En lugar de exigir a las madres una perfección inalcanzable, enfatizaba la importancia de ser «suficientemente buenas», es decir, de brindar a sus hijos el amor, el cuidado y la atención que necesitan para desarrollarse de manera sana, pero siendo ellas normales, con todas sus cualidades y defectos.

A partir de esta idea, surgió la reflexión sobre la necesidad de aplicar este principio al aspecto físico, reconociendo que no existe una belleza perfecta e inalcanzable, sino que esta reside en la singularidad y la verdad de cada persona, en tanto que «belleza suficiente». Ello supone reconocer que somos capaces de tener la valentía y la autenticidad precisas para expresarnos de forma libre, sintiéndonos cómodos y seguros con lo que somos, independientemente de las expectativas externas, los modelos ideales, la edad que se tenga o el cuerpo en el que habites, alejándonos de la comparación y la envidia.

Esa envidia que expresó tan claramente uno de los nuestros, don Francisco de Quevedo: «Va tan flaca y amarilla porque muerde y no come, que a quien no come roe. Y es la envidia que la encona y la verde con sus hinchazones, el pellejo le infla».

Ser «suficiente» no implica para nada convertirse en un «abuelo gruñón», quien todo lo expresa sin filtro ni tacto, ni tampoco imponer nuestros gustos o ideas a los demás y convertirnos en tiranos de la opinión. Se trata, más bien, de un concepto que ayuda casi automáticamente a descargarnos de un peso, el de la presión que la sociedad ejerce para alcanzar, en casi todos los órdenes de la vida, unos niveles de sublimidad y exquisitez que no son reales ni posibles, y mucho menos según vas cumpliendo años.

De ahí que uno de los lemas que más me gustan dentro del movimiento de «democratizar la belleza» sea el mantra que me repito a mí misma cada día: «Hay que ser suficientemente bella y sexi, ágil y buena, para poder ser infinitamente tú».

Pongo un ejemplo. En este mundo obsesionado con la perfección estética, yo misma he desafiado las normas al abrazar el estilo único de mi «nariz aguileña». Mientras que la moda dictaba la eliminación de este rasgo en actrices y famosas, amigas y colegas, que sin dudarlo sucumbieron a modificar la estética de este tipo de nariz para ponerse otras nuevas, yo encontré atractivo lo que la sociedad consideraba un defecto.

Mi nariz no era una imperfección, sino parte de mi identidad, de mi historia. En vez de conformarme o sucumbir a la presión social, lo que hice fue embarcarme en un viaje de búsqueda personal de aceptación y autoestima, donde transformé esa creencia desde ser «fea» a «atractiva».

Y no se trató de una operación estética, sino de un trabajo interno, donde aprendí a apreciar mis rasgos únicos, a reconocer mi valor como individuo y a proyectar seguridad en mí misma. Trabajo que no realicé en soledad, dado que mi abuela materna me ayudó y me enseñó a potenciar lo mejor de mi «belleza normal», algo por lo que le estaré siempre profundamente agradecida.

Este tipo de singularidad para nada está vinculada con la pereza, la mediocridad o la desidia; más bien, se relaciona con la idea de «excelencia», en el sentido de rescatar y sacar de nuestro interior lo mejor, que no tiene que ser lo ideal, sino solo lo real, de acuerdo con los valores de respeto, educación y empatía.

Mi nariz aguileña dejó de ser un motivo de inseguridad para convertirse en un símbolo de mi persona, y hoy en día puedo afirmar con orgullo que mi nariz es parte de lo que me hace especial.

La belleza suficiente no busca la perfección, sino que celebra la autenticidad de ser. Es la aceptación de uno mismo tal y como es, sin aspirar a ideales inalcanzables. Y en la vejez se manifiesta con una claridad aún mayor, pues cada signo de envejecimiento es testimonio de una vida plena y de las lecciones aprendidas a lo largo del camino.

Está comprobado en diferentes investigaciones —por ejemplo, en el estudio «Percepción de salud y bienestar en la vejez» (2018)— que las personas mayores que se sienten bellas y atractivas son más felices, más seguras de sí mismas y tienen más energía para disfrutar de la vida. Además, son un ejemplo para las generaciones más jóvenes, a las que muestran que es posible envejecer con dignidad y sin perder la vitalidad.

Aprendamos a respetar eso en lo que nos hemos ido convirtiendo, sin importar que nos llamen «viejas», como dice Ana Freixas (2021), navegando hacia un horizonte lleno de posibilidades, que, si bien no tienen por qué ser infinitas, sí pueden ser más asequibles, humildes y reales.

Belleza «imperfecta»: Aceptándonos como somos

Mi trabajo ha sido objeto de críticas en numerosas ocasiones por, supuestamente, ensalzar la fealdad y lo imperfecto. Sin embargo, mi verdadera intención es desafiar el estrecho marco impuesto por un sistema que busca el beneficio económico a través de una estética cosificada.

Es importante entender que no busco glorificar la estética de lo feo. Umberto Eco explica en su obra *Historia de la fealdad* (2007) que la fealdad posee sus propias normas y que ha sido históricamente muy marginada, lo mismo que ha ocurrido con otro tipo de experiencias estéticas, como lo grotesco, lo pintoresco, lo sublime, etc., que poco o nada tienen en común con lo considerado como «bello».

Mi enfoque no es resaltar la fealdad como concepto opuesto a la belleza, sino reconocer que la imperfección no es un defecto y que la «belleza natural y normal» también es gratificante, saludable y muy ecológica. De hecho, concuerdo con Eco en que la belleza es una construcción social y no una cualidad inherente a los objetos, que varía en función de la época histórica, la cultura y las preferencias individuales, y que los códigos estéticos son establecidos por las élites dominantes y reflejan claramente sus valores, creencias e ideologías.

La fealdad no es ausencia de belleza o su extremo opuesto, sino que algo va mucho más allá y que se convierte en una especie de transgresión de la norma estética establecida y adorada. Lo feo es provocador, incómodo, incluso para muchos puede ser inspirador y nos obliga a cuestionarnos nuestras propias concepciones de la belleza.

Eco añade que la fealdad ha sido utilizada a lo largo de la historia para representar lo marginal, secundario, monstruoso y temido del gran inconsciente colectivo. Pero, más que de fealdad, debemos hablar de imperfecciones, que no son sino esas cualidades distintivas que nos hacen únicos, diferentes y que fomentan el desarrollo creativo y original.

La imperfección puede constituirse en una capacidad del ser humano para poder abrazar lo limitado, lo normal, lo que no es extraordinario, lo que no es ideal, y en ese abrazo hacia lo real nos hacemos más fuertes, enfrentando los desafíos de la vida con mayor resiliencia.

A este respecto, las palabras de Rita Levi-Montalcini (1999) en su *Elogio de la imperfección* resultan realmente inspiradoras:

Por sorprendente que resulte al sentido común, el cerebro de los vertebrados debe su continuo crecimiento y capacidad de adaptación a su imperfección, mientras que el de los invertebrados, mucho más perfecto desde el punto de vista morfológico, casi no evoluciona. Por tanto, la imperfección es un factor altamente positivo y el esfuerzo por vencerla es lo que ha llevado al ser humano a superarse a sí mismo a lo largo de la historia.

Esta cita contiene la esencia de mi mensaje: la belleza imperfecta es una celebración de nuestra humanidad, no una falla que debamos corregir y una esperanza para ser mejores, sin perder nuestra identidad real. Es abrazar un nivel intermedio entre la belleza excelsa y la fealdad extrema.

Rita Levi-Montalcini, galardonada con el Premio Nobel de Medicina en 1986, siendo la primera científica italiana en recibir tal honor, defendía la idea de que la imperfección es una característica inherente al ser humano y no la veía como un defecto, sino como una parte integral de nuestra evolución.

Su perspectiva desafiaba la noción de que la perfección es una meta deseable o incluso alcanzable, argumentando que esta búsqueda a menudo conduce a la frustración y nos priva de disfrutar plenamente de la vida.

Para Levi-Montalcini, la imperfección también era una fuente de creatividad. Nos permite reconocer nuestros errores, aprender de ellos y crecer, impulsándonos a ser más creativos y a buscar soluciones innovadoras a los problemas que enfrentamos.

La gran ventaja de la «normalidad imperfecta» se debe a que no se fundamenta ni sustenta en ningún canon que, como camisa de fuerza, limita, define, concreta y modula lo que es en sí misma.

Es, de hecho, un concepto fascinante que desmonta la noción tradicional de belleza y perfección. En lugar de adherirse a un conjunto rígido de reglas o estándares, celebra la diversidad, la singularidad de cada individuo y situación.

Reconoce el cambio como algo natural y necesario para el crecimiento de la persona y para su proceso de adaptación, y abraza la transformación que el paso del tiempo impone en nuestro cuerpo y aspecto. Y es capaz de manifestar abiertamente y sin miedos la integridad de cada uno, en el sentido de aceptar nuestra imagen real, permitiendo existir y ser valorado, amado, querido y deseado por lo que se es y no por lo que se debería de ser según el canon.

La evolución de la vida no es ni lineal ni perfecta, sino que está llena de variaciones y giros imprevistos. La normalidad imperfecta se va adaptando a todo este fluir de la vida, siendo capaz de respetar los cambios, como en el caso del envejecimiento, encontrando en ellos un motivo de celebración y alegría.

Es un enfoque que permite romper las cadenas de lo establecido, permitiendo apreciar todo lo bueno que la belleza tiene. Claro que hablamos de una belleza que no se rige por ningún canon ni elementos dominantes, y que se constituye como diversa, abierta al cambio, a la integridad, a lo universal y a lo heterogéneo de la vida. Se trata de una belleza suficiente, independiente de las normas y reglas culturales que el *ethos* estético impone en cada momento histórico.

Brené Brown, en la misma línea de Levi-Montalcini, ofrece en *The Gifts of Imperfection* (2020) un enfoque complementario e identifica cuáles son los «regalos» que hay que abrazar para lograr una vida auténtica y, entre ellos, está precisamente el ser capaz de aceptar nuestra propia imperfección en muchos sentidos de la vida, pues esto es lo que más ayuda a desarrollar en nuestro ser valores como el coraje, el amor genuino, la alegría, la intuición y la creatividad.

Sostiene, además, que, al aceptar nuestras imperfecciones, vamos descubriendo en nuestra manera de ser las vulnerabilidades y fragilidades, permitiendo poder forjar conexiones más profundas y significativas con los demás y ser más valientes ante los desafíos de la vida.

Estos «regalos» no son tangibles, sino experiencias y cualidades que surgen de un proceso de autoconocimiento y crecimiento personal. Al dejar de lado las expectativas de perfección y permitirnos ser vulnerables, podemos descubrir una vida de más equilibrio vital, alineada con nuestras posibilidades y circunstancias.

La imperfección entonces se convierte en una virtud. Nos enseña que la verdadera belleza reside en la singularidad de cada ser y en las historias que nuestras vidas cuentan a través de nuestro aspecto. Su filosofía nos invita a abrazar cada faceta de nosotros mismos, reconociendo que incluso con nuestros «defectos» somos completos y suficientes.

Este enfoque resuena con aquellos que buscan una definición más inclusiva y compasiva, que valore la conexión humana por encima de la conformidad con ideales inalcanzables. La propuesta de Brown es un llamado a redefinir la belleza en términos de ética y valores, así como de experiencias compartidas.

Este cambio de narrativa es esencial para construir una sociedad que acepte y celebre la imperfección como una característica natural y valiosa. Al hacerlo, podemos liberarnos de las cadenas de expectativas irreales y comenzar a valorarla en todas sus formas.

En última instancia, la aceptación de la imperfección puede ser el camino hacia una mayor felicidad y satisfacción personal, puesto que, al reconocer y abrazar nuestras imperfecciones, podemos encontrar una mayor paz interior y una conexión más profunda con los demás.

La imperfección no es una tendencia pasajera, sino un movimiento hacia una comprensión más humanista de lo que significa ser «bello».

Belleza de la «simplicidad»: Aprendiendo de la sabiduría ancestral

La filosofía estética japonesa *wabi-sabi* y la cultura rural española comparten una total apreciación por lo imperfecto, lo cotidiano, lo usado y lo viejo, lo cual resulta muy interesante en este tema de valorar la belleza sobre la que ha pasado el tiempo, dejándonos marcas en nuestro cuerpo y rostro.

El *wabi-sabi* está ahora muy de moda, como todo lo de esta cultura milenaria, y trata de celebrar el atractivo y la seducción de lo incompleto y envejecido, ofreciendo un contrapunto a la obsesión por la perfección y la juventud.

Pero, como a mí particularmente me gusta lo nuestro, lo español, esta visón encuentra su réplica en el mundo rural de nuestras tierras ibéricas, donde la conservación, la reutilización y la restauración (en otras palabras, el respeto a «lo viejo») son prácticas cotidianas que reflejan una profunda sintonía con la historia, las tradiciones y el medio ambiente. Este es un tema que tuve la suerte de poder experimentar de primera mano al vivir durante casi tres años, en plena pandemia, en un bello y recóndito pueblecito de la sierra de Gredos.

En definitiva, en la cultura rural española existe algo así como una especie de «sostenibilidad ancestral», que se manifiesta en la profunda conexión con la naturaleza, el valor de la artesanía y la transmisión de tradiciones de generación en generación. Este legado cultural se refleja en la belleza normal, suficiente e imperfecta de los adultos mayores, quienes encarnan la sabiduría y la experiencia acumulada a lo largo de sus vidas.

Lejos de los cánones estéticos impuestos por la sociedad moderna, la belleza normal de los adultos mayores de estos pueblos castellanos reside en la franqueza, pureza e integridad. Sus rostros marcados por las líneas de expresión, sus cuerpos curtidos por el trabajo y sus manos ásperas pero fuertes cuentan historias de vida, de esfuerzo y de resiliencia.

Los más mayores en estos núcleos rurales han aprendido a encontrar la felicidad y la satisfacción en las cosas simples de la vida, y no necesitan ostentar lujos ni buscar la aprobación externa. Han encontrado su valor propio y su sentido de plenitud en la sabiduría acumulada, en las relaciones con sus seres queridos y en la contribución a su comunidad, respetando su estética externa, basada en el cuidado y la responsabilidad medioambiental.

La belleza de estas personas no es perfecta, pues la vida que han llevado (y llevan) ha dejado sus huellas en sus cuerpos y en sus almas; sin embargo, estas imperfecciones son precisamente las que los hacen únicos y especiales. Ellos han aprendido a aceptar sus limitaciones y a valorarse a sí mismos tal y como son. Y suelen ser portadores de un saber invaluable, fruto de sus años de experiencia y de sus vivencias. Sus consejos son una guía, como tesoros para las generaciones más jóvenes, que pueden aprender de su paciencia, su capacidad de adaptación y su amor por la vida.

Estos valores, arraigados en la simplicidad y conexión con la naturaleza, enseñan a apreciar los pequeños placeres de la vida y a encontrar satisfacción en lo esencial. Estas filosofías nos invitan a redescubrir lo maravilloso que puede ser también todo aquello que ha madurado con el paso del tiempo.

La belleza en la vejez no es una ausencia, sino una presencia rica en historias y experiencias, que puede ser revelada en un mueble familiar desgastado, un huerto que simboliza la autosuficiencia o, incluso, en una receta transmitida a través de generaciones. Es como el galeón surcando los mares de la vida, donde cada arruga es una carta náutica que nos guía por las experiencias vividas.

En este recorrido, lo usado y lo imperfecto son riquezas que hablan de historias y aventuras. Hay que encontrar la belleza en lo sencillo, como las conchas marinas que recogemos en la orilla de la Isla Sensualidad, y envejecer con dignidad, anclándonos a un puerto seguro y final, sabiendo que hemos navegado los océanos de la existencia con valentía y sabiduría, o que al menos lo hemos intentado.

Atrévete a mostrar una belleza suficiente, imperfecta, simple y natural, sin que esto tenga que ser algo negativo o un defecto a ocultar. Al igual que el viento, que sopla libre y salvaje, moldeando los paisajes sin pedir permiso, nuestra belleza debe ser una expresión auténtica de quienes somos.

Como la brisa marina suave y refrescante que acaricia la piel, nuestra belleza ha de ser una llamada a la calma y a la conexión con nuestra esencia más íntima. El mar, inmenso y poderoso, nos enseña que lo bello reside en la diversidad y en la capacidad de adaptarse al cambio.

CAPÍTULO 7

Belleza mutante a cualquier edad

Trascendiendo la superficialidad

Familia, aquí no hay viejos,
solo nos llegó la tarde.
Cargada de experiencia
para dar consejos,
aquí no hay viejos,
solo nos llegó la tarde.

MARÍA HORTENCIA CAÑÓN
(*Nos llegó la tarde*)

El periplo hacia la Isla Sensualidad continúa, buscando ese refugio en donde podamos, de manera más fácil, ser fieles a nosotros mismos, lejos de las cadenas y expectativas de una sociedad algo locatis, egoísta e individualista que en ocasiones ayuda, pero otras veces exacerba y modifica el curso natural de la vida.

Nos encontramos inmersos en una navegación en la que vamos todos aquellos que hemos cumplido cincuenta, incluso más, y que nos hemos dado cuenta de que existe algo que, a modo de residuos o elementos tóxicos, se desprende de la sociedad; algo que sentimos que no termina de ser bueno para nadie, ni para nuestra cultura ni para nuestro planeta.

Me estoy refiriendo a la búsqueda de este modelo excelso, cuando deja de ser algo lícito, saludable y motivacional para convertirse, en algún punto del camino, en un viaje sin retorno hacia la «mutación» de nuestra propia especie en un sentido metafórico.

Desnudando el alma en una sociedad disfrazada

Corremos el riesgo de convertirnos en seres «metamorfoseados», como contaba Kafka (1915) en su obra *La metamorfosis*, en la que el protagonista se transforma en algo completamente diferente a lo que era: «Una mañana, tras un sueño intranquilo, Gregorio Samsa se levantó convertido en un monstruoso insecto».

Numerosas personas en nuestra sociedad sacrifican parte de su autenticidad originaria, en aras de una apariencia física de eterna juventud, con mil y un tratamientos, cirugías, filtros y máscaras, que son las armas actuales con las que de manera poderosa y letal se desarrolla la metamorfosis.

El objetivo principal es, en primer lugar, frenar cualquier signo externo de envejecimiento a nivel individual. Esto implica alejar el miedo que nos provocan las arrugas y la piel flácida. En segundo lugar, se busca desarrollar un férreo control social sobre la población. Muchas personas desean alcanzar un ideal estético, a veces de manera compulsiva e inalcanzable. Este deseo los lleva a participar en el gran mercado consumista del que hemos hablado, desviando así su atención de otros aspectos importantes.

La mirada crítica permite poner el foco en este tipo de conducta en la que las personas parecen mutar de aspecto físico, y si bien no se trata de mutaciones genéticas en el sentido biológico, sí son alteraciones radicales de la apariencia física que, por voluntad propia, se infringe el sujeto.

Desde esta perspectiva, la búsqueda obsesiva de la belleza estética, más que una expresión de libertad individual, puede interpretarse como una sumisión a ideales sociales, culturales y económicos que exigen procedimientos tortuosos y costosos para la persona.

Estos tratamientos, lejos de estar justificados por cuestiones de salud, parecen intentar borrar aspectos indeseados de nuestra vida o forzarnos a encajar en un modelo que no refleja nuestra verdadera esencia. Este fenómeno nos aleja de una verdad vital: la aceptación de nuestra edad cronológica, la cual, al menos por ahora, es inmutable.

Esta lucha contra el envejecimiento, que hace que transformemos completamente nuestra apariencia física y nos sometamos a todo tipo de mortificaciones y sacrificios, tiene un nombre: «midorexia». Un término que apareció por primera vez en el diario *The Telegraph*, en un artículo titulado «Minifaldas y belleza eterna: el auge de la midorexia» (2016), y desde entonces ha irrumpido en nuestro vocabulario cotidiano con fuerza.

La midorexia se define como el trastorno de personalidad egocentrista, inmadura y extrovertida en personas que tienen miedo a envejecer, están obsesionadas con su estética y se desviven por lucir eternamente jóvenes. Esto se conoce de forma popular como el «síndrome de no aceptar la edad», que, sin duda, tiene consecuencias negativas en la salud y en la autoestima.

Este fenómeno, arraigado en profundas inquietudes psicológicas, sociales y culturales, nos invita a reflexionar sobre la naturaleza de la belleza, la identidad y el paso del tiempo. ¿Qué hay detrás de esta búsqueda incansable de la juventud?

En última instancia, esta obsesión por la juventud nos lleva a cuestionar nuestra identidad auténtica; altera nuestra relación con el tiempo; nos genera miedo a la muerte y al dolor, además de baja autoestima, y nos convierte en víctimas del control social, de idealizaciones y del mundo de las influencias a través de los medios de comunicación y la gran industria de la belleza.

El eterno anhelo de la belleza

Históricamente, es comprensible esta búsqueda constante de la belleza y de la juventud, la humanidad las ha perseguido desde sus comienzos y su obsesión puede ser observada en diversas culturas, sociedades y etapas, donde se aspiraba a cambios que hicieran sentirse a las personas conectadas con algo mejor, más bello, más hermoso, más excesivo. De ahí que se haya fomentado, desde tiempos inmemoriales, la idea de moldear la realidad humana, ya sea en un sentido estrictamente físico, como en la actualidad, o en un sentido espiritual, como sucedió en la Edad Media, para conseguir esos ideales que habitaban y habitan en el imaginario colectivo, y que son marcados y determinados por el momento sociohistórico.

En el Medievo, el ideal supremo era la belleza del alma y la búsqueda de la trascendencia; sin embargo, hoy día buscamos una perfección física que guíe y dé sentido a nuestra vida, aunque a menudo sea a costa de nuestro bienestar y nuestra autenticidad.

Durante la Edad Media, el apogeo del ideal radicaba en la búsqueda de la belleza interior, y la senda hacia la perfección del espíritu se encontraba trazada por la fe religiosa, la cual otorgaba dirección y propósito a la existencia de la época. Se consideraba que lo material era efímero, que el cuerpo no interesaba ser salvado, que no era sino una mera sombra de la belleza profunda que residía en el interior de cada ser humano en su camino hacia Dios.

Esta búsqueda de la perfección del alma y de santidad impulsó a muchos monjes, curas y frailes a practicar la mortificación del cuerpo, lo que llevaba al cristiano hacia el camino de renuncia a todo aquello que pudiera ser un obstáculo para el amor perfecto con Dios y el prójimo.

Suponía pues dominar ciertas tendencias para que la gracia del todopoderoso pudiera ser más eficaz en el espíritu y salvar el alma, con el ayuno exagerado, el uso del cilicio, las penitencias, el celibato, la pobreza, la autoflagelación, las vigilias nocturnas, dormir en el suelo, silencios prolongados, aislamientos que duraban semanas, peregrinaciones a lugares santos, mucha austeridad, etc. Todas ellas, herramientas para conseguir la santidad.

Se creía que el sufrimiento físico del cuerpo era el medio para alcanzar la vida eterna y acercarse a lo divino, y se realizaban prácticas ascéticas comunes, sobre todo entre los religiosos de la época que buscaban la redención. Hablamos de un riguroso ascetismo que, como doctrina filosófica y práctica espiritual, pretendía purificar el espíritu mediante la negación de los placeres materiales y la abstinencia. No obstante, todo aquello quedó atrás y hoy en día, con los vientos del cambio y la modernidad, hemos pasado a estar en el extremo contrario.

En la actualidad, curiosamente, la mortificación sigue existiendo, aunque no nos demos cuenta; lo único que ha pasado es que ha cobrado un nuevo significado. Se ha ido alejando del ámbito religioso y enfocándose en la búsqueda de la belleza deseada, donde cirugías estéticas, tratamientos con láser, *peelings* químicos (exfoliación química), rellenos faciales y otras técnicas invasivas son cada vez más populares, a pesar de los riesgos y el dolor que pueden conllevar.

Estas nuevas formas de «ascetismo» de una sociedad secularizada, materialista e individualista, si bien diferentes a las de la Edad Media, son hasta cierto punto comparables, y aunque el contexto y los objetivos han cambiado, las personas someten sus cuerpos también a duros esfuerzos y prácticas exigentes y restrictivas para conseguir los ideales del canon imperante, como dietas estrictas, ayunos voluntarios exagerados, ejercicio físico diario intenso (y a veces casi extremo) y utilización de todo tipo de procedimientos quirúrgicos y cosméticos, muchas veces dolorosos, que ponen en riesgo la salud.

Además, estas prácticas suponen renuncias continuas y exageradas a ciertos placeres y comodidades; todo ello, en un ciclo interminable que podría ser un indicativo de la profunda insatisfacción con el «yo auténtico» y con nuestras propias circunstancias personales.

Sin duda, las dos formas de mortificación, la medieval y la contemporánea, aunque diferentes, implican sufrimiento físico, control del cuerpo y búsqueda de la perfección.

Los procedimientos estéticos, aunque potencialmente se nos muestran como beneficiosos para la salud física y la autoestima, implican ciertos peligros, incomodidades y molestias, que a veces no son del todo conocidos o no se reconocen completamente por los usuarios.

En el ámbito quirúrgico, como ocurre con las rinoplastias, mamoplastias y abdominoplastias, que requieren anestesia y un período de recuperación, además de ser dolorosas y necesitar antiinflamatorios y otros medicamentos, pueden presentar serios riesgos para la salud, si no son realizadas por auténticos profesionales. Fuera de lo quirúrgico, encontramos tratamientos menos agresivos, como pueden ser las inyecciones de bótox, hilos tensores, *peelings* químicos (exfoliación química), procedimientos láser, etc., pero que conllevan también una serie de riesgos, amenazas, inseguridades e incomodidades, que van desde el dolor hasta la necesidad de cuidados específicos y medicación en postratamiento, así como problemas médicos graves en ocasiones. Por tanto, todo ello requiere una cuidadosa consideración, muy consciente, de los beneficios y perjuicios que tienen estas intervenciones, así como de sus consecuencias en un futuro.

Si bien estas prácticas pueden ofrecer a las personas la oportunidad de cambiar la apariencia, es crucial reflexionar sobre las razones que hay detrás de estas decisiones y las consecuencias que tienen para la identidad individual y la sociedad en general.

La mortificación del cuerpo nunca es la respuesta, someterlo a dolores, riesgos y procedimientos invasivos en aras de un ideal estético no solo es dañino, sino que contradice la esencia misma de lo que nos hace bellos: la autenticidad, la confianza y el amor propio.

La paradoja está en la dicotomía entre externo e interno, entre la búsqueda de la perfección idealizada y la aceptación de la imperfección real. Y hay muchas preguntas en el aire, como, por ejemplo: ¿es posible perseguir una belleza sin caer en la mortificación y la obsesión? ¿Es posible que la belleza no sea el destino final, sino un viaje de autodescubrimiento?

En este sentido, quizás lo importante sería no mortificar nuestro cuerpo, sino escucharlo, nutrirlo y respetarlo, cuidándolo con alimentación saludable, actividad física regular y descanso adecuado; pilares fundamentales para mantener una buena forma física y un buen aspecto. Se trataría pues de ir más allá de la estética, cultivando una relación sana con nuestro cuerpo y reconociendo su valor y su belleza intrínseca, sin importar las imperfecciones o los estándares externos.

¿Hasta qué punto estamos dispuestos a sufrir para alcanzar nuestros ideales estéticos? ¿Qué tan importante es la belleza física en comparación con la belleza interior? ¿Es posible encontrar un equilibrio entre la aceptación de nuestro cuerpo y el deseo de mejorar nuestra apariencia?

Cada uno de nosotros, siguiendo nuestro propio camino, tendremos que responder a estas cuestiones, en función de nuestros gustos, necesidades y economía, para poder, en alguna medida, recuperar el equilibrio entre estos dos extremos de nuestra historia, la belleza del alma y la del cuerpo, reconociendo que ambos, espejo y espíritu, son dimensiones esenciales del ser humano, caras de la misma moneda sin las cuales no se puede encontrar una cierta serenidad vital.

La belleza ante el espejo: Un juego de paradojas

La belleza se presenta finalmente como una gran paradoja existencial que tiene cuatro dimensiones (paradojas), las cuales nos llevan a cuestionar nuestras percepciones y normas tradicionales:

- **Paradoja del tiempo.** Cuanto más intentamos ser jóvenes, más viejos nos hacemos. *Tempus fugit*, «el tiempo huye».
- **Paradoja de la autenticidad.** Se revela cuando no sabemos con certeza quiénes somos: ¿la imagen retocada con cirugías y filtros, o nuestra verdadera apariencia? Es un dilema que nos confronta con la búsqueda de nuestra identidad genuina.
- **Paradoja de la emancipación superficial.** A pesar de haber triunfado profesional y socialmente, muchas personas que

aparentan total independencia siguen siendo dependientes de las demandas de la moda y la belleza.

- **Paradoja de la mutación de la identidad hiperbólica.** Se manifiesta cuando la búsqueda de la belleza deja de centrarse en la armonía y el equilibrio para evolucionar hacia un tipo de belleza que roza la fealdad estética. ¿A más bello, más feo?

La paradoja del tiempo: «Más bella, pero más vieja»

La paradoja del tiempo es un tema, sin duda, fascinante. A medida que luchamos por mantenernos jóvenes, nuestro cuerpo biológico sigue envejeciendo inexorablemente. El reloj no se detiene, y el famoso adagio *tempus fugit* nos recuerda continuamente que cada momento es efímero. Aunque busquemos la fuente de la juventud, el paso del tiempo sigue su curso implacable.

En términos biológicos, nuestras células se dividen, nuestros tejidos se desgastan y nuestros sistemas se vuelven menos eficientes con el paso del tiempo.

A pesar de los avances científicos y médicos, aún no hemos encontrado una forma de revertir completamente el proceso. Sin embargo, la búsqueda de la eterna juventud persiste, y la industria de la cosmética y la medicina estética ofrece una variedad de tratamientos y productos para ralentizar los signos visibles del hecho humano de cumplir años y envejecer.

Hay que recordar que todo lo que se refiere a edad biológica y reversión del envejecimiento celular está todavía en mantillas y desarrollándose en los grandes laboratorios de investigación del mundo, como los de David Sinclair, Walter Longo o María Blasco.

Habrá que esperar para no ser «viejo», ni en apariencia ni tampoco celularmente, como señala José Luis Cordeiro en su libro *La muerte de la muerte* (2018), donde vaticina que el ser humano, en muy poco tiempo, podrá llegar a ser inmortal. Pero, de momento, esto sigue siendo una quimera, pues, en la actualidad, aunque podamos modificar nuestra apariencia mediante cirugías, tratamientos estéticos y otros métodos, nuestra biología celular sigue envejeciendo y, al final, la trascendencia nos llega a todos. La juventud obtenida es, en cierto sentido, efímera y requiere un mantenimiento constante, lo que puede convertirse en una lucha interminable contra el tiempo, ya que, cuanto más joven aparentamos ser, más viejos biológicamente vamos siendo; lo que puede llevar a un ciclo de renovación continuo, donde cada procedimiento o tratamiento es un recordatorio de que el tiempo no se puede detener realmente y, al final, será imposible mantener dicha apariencia por mucho más tiempo.

En última instancia, la paradoja radica en nuestra dualidad. Anhelamos la juventud y la vitalidad, pero también deseamos poder ser capaces de aceptar la inevitabilidad del envejecimiento. Quizás, en lugar de luchar contra el tiempo, sería mejor aprender a apreciar cada etapa de la vida y encontrar la belleza que existe pasados los 50.

En esencia, supone abordar todo este proceso de ir cumpliendo años valorando la experiencia y la sabiduría, que permiten lucir una belleza externa normal, natural, suficiente e imperfecta, con toda la sensualidad que poseemos. Siempre que nos cuidemos física y mentalmente, dentro de los principios de armonía con nuestra auténtica esencia y con el planeta en el que vivimos.

Paradoja de la autenticidad:
«Más bella y menos auténtica»

La búsqueda incesante de la perfección externa entra en conflicto con la autenticidad de la identidad personal, forjada por el paso del tiempo y las experiencias vividas.

¿Acaso la imagen metamorfoseada que proyectamos al exterior refleja nuestra esencia real? ¿Es la belleza artificial un camino hacia la felicidad y la aceptación social, o nos aleja de nuestro ser más íntimo y nos hace perder de vista lo que realmente somos?

Esta obsesión, impulsada por filtros, retoques y procedimientos estéticos, nos lleva a perseguir una apariencia simulada y postiza que no refleja nuestra verdadera esencia vital interna. Cuanto más nos esforzamos por parecer jóvenes y perfectos, más nos distanciamos de lo que somos, poniendo en riesgo nuestra autoestima e incluso nuestra personalidad.

¿Dónde queda nuestra identidad verdadera en esta búsqueda desenfrenada de la belleza externa? ¿Acaso la perfección reside en la autenticidad, o en esa nueva versión de nosotros mismos que hemos creado a través de medios artificiales?

La paradoja radica en que, mientras perseguimos una juventud artificial, nuestra esencia permanece inmutable; es decir, nuestros problemas, deseos, miedos, inseguridades y anhelos no son modificados en absoluto.

Las cirugías y cambios por el estilo no pueden sustituir nunca un análisis claro de nuestras necesidades internas más importantes, ni cubrir nuestras inseguridades profundas.

Este tema no es nuevo, y ha sido ampliamente debatido por expertos en sociología y psicología. El sociólogo canadiense Erving Goffman, en su obra *La presentación de la persona en la vida cotidiana* (1959), utilizó los términos *fachada* y *performance* para describir la forma en que nos presentamos ante los demás. Según Goffman, la identidad personal es una construcción social que se basa en la interacción con los demás y en la proyección de una imagen que queremos que estos perciban sobre nosotros mismos.

Reflexionar sobre el hecho de que vivimos en una «época del disfraz» constituye una perspectiva interesante que merece un análisis sociológico profundo. El disfraz, en realidad, es la nueva identidad en la era digital. Se trata de la segunda identidad, la deseada, la que se ha mantenido oculta y ahora mana libremente, la que realmente satisface, la que se desea mostrar. Pero ¿qué pasa con la verdadera identidad cuando nos quitamos el disfraz? ¿Quiénes somos detrás de la fachada?

Cuando hablamos de *disfraz* o de *fachada* en este contexto, no nos referimos únicamente a las vestimentas o los maquillajes, sino a cualquier mecanismo que utilizamos para construir y presentar una imagen de nosotros mismos que puede diferir de nuestra realidad interior. Esta imagen puede ser construida a través de filtros digitales, que modifican nuestra apariencia física en redes sociales; identidades en línea, que pueden diferir significativamente de nuestra identidad en la vida real; roles sociales, que adoptamos en diferentes contextos (trabajo, familia, amistades), y movimientos sociales, como el movimiento trans, que cuestiona las categorías de género establecidas.

Estos mecanismos son lícitos, sí, y todos, en alguna medida, los hemos utilizado, pero con ellos estamos llegando a extremos verdaderamente exagerados al pretender mostrarnos siempre bellos y felices, en una especie de «euforia perpetua», como señala el filósofo francés Pascal Bruckner (2001).

Todo esto me hace reflexionar sobre lo que realmente estamos haciendo: ¿estamos ocultando nuestra verdadera identidad tras una máscara, creando una sociedad más superficial y menos auténtica?

Ahora más que nunca se hace vital y trascendente ser capaces de encontrar un equilibrio entre la expresión individual y la conformidad social. La autenticidad, hay que tenerlo claro, no implica necesariamente rechazar cualquier forma de transformación o mejora personal, sino, más bien, ser conscientes de nuestras motivaciones y de las consecuencias de nuestras acciones. Y para ello es necesario:

- **Cuestionar los estándares de belleza**, deconstruyendo los estereotipos y reconociendo la diversidad de la belleza.

- **Fomentar la autoestima**, aprendiendo a aceptar nuestras imperfecciones, así como potenciando y valorando lo que nos hace únicos.

- **Cultivar las relaciones auténticas**, que están basadas en la confianza, la empatía y la honestidad.

- **Desconectar de las redes sociales**, en la medida de lo posible, dedicando tiempo a actividades que nos permitan reconectarnos con nosotros mismos y con el mundo real.

La búsqueda de la belleza externa no debería eclipsar la importancia de la autenticidad y la aceptación personal. Debemos aprender a valorar nuestra identidad en todas sus dimensiones, incluyendo las marcas del tiempo y las experiencias vividas. La verdadera belleza reside en la singularidad y en la capacidad de aceptar lo que somos, conectando con nuestro interior y con los demás de la manera más auténtica posible.

Esta paradoja puede verse claramente en la actual moda de los *silvers* o *seniors*, mostrándose como lo que se llama «viejóvenes», los cuales han irrumpido con gran fuerza en el panorama social, generándose así un nuevo paradigma del envejecimiento del que hacen gala grandes artistas, celebridades, políticos y empresarios destacados de todo el mundo.

Estos personajes ya entrados en edad nos presentan una forma de enfrentar los estereotipos asociados a esta etapa de la vida proyectando una imagen jovial, activa, saludable, a la moda, atlética y exitosa, que en ocasiones supera incluso la imagen de juventud de los propios jóvenes.

Si bien este fenómeno puede ser visto como una ruptura favorable con las ideas tradicionales sobre la vejez, es importante analizarlo desde una perspectiva crítica que considere todos los aspectos, positivos y negativos, como es el caso de la presión social que se genera sobre los mayores para parecerse a esos modelos de su misma edad que han conseguido tales maravillas físicas. Y los medios de comunicación no ayudan, sino que contribuyen a esa idealización de la imagen juvenil de los mayores, discriminando a aquellos que no se ajustan a este modelo.

Por eso, no podemos olvidar que cada persona tiene derecho a envejecer a su propio ritmo, de acuerdo con sus propias preferencias y desde la situación social, cultural y económica con la que cuenta.

Por otro lado, la emergencia de los «viejóvenes» no debe ocultar la diversidad de experiencias y estilos de vida que existen dentro de la población mayor. El envejecimiento es un proceso individual y multifacético, y no existe una única forma «correcta» de vivir esta etapa, por mucho que estos famosos sean considerados los más atractivos y deseables del planeta.

Es importante promover la inclusión social y la aceptación de la diversidad en todas las etapas de la vida, sin desdeñar el factor económico (autenticidad versus *marketing*). Y cabe preguntarse hasta qué punto la imagen proyectada por los «viejóvenes» es auténtica o responde a estrategias de *marketing*, ya que la industria de la belleza, basándose en el llamado *well aging*, se ha visto beneficiada por este nuevo paradigma, generando un negocio multimillonario en torno al culto a la juventud también en los más mayores, que, como sabemos, constituyen un número de población considerable en el mundo.

Por lo tanto, más vale no olvidar que la vejez no solo trae consigo desafíos, sino también una gran riqueza en experiencia y conocimiento, así como el derecho a la vida tranquila, apacible y sosegada.

Hay que revalorizar el papel de los adultos mayores en la ciudadanía, no tanto para cuestiones de *marketing* y venta de servicios y productos, sino para poder comenzar como sociedad a reconocer sus importantes aportaciones en diversos ámbitos, que se amplían continuamente, dado que en la nueva longevidad hemos dejado de ser, claramente, esas «clases pasivas» de las que se hablaba antes.

De ahí que, en este contexto, la individualidad emerja como un valor fundamental para todos, en donde la aceptación de uno mismo, con las marcas del tiempo y las experiencias vividas, resulta esencial para construir una identidad respetuosa con lo que uno es, disfrutando de una vida lo más plena posible, sin presiones, ni agobios, ni comparaciones.

En este sentido, la libertad y el libre albedrío son elementos clave para rescatar esto de lo que estamos hablando. Sin embargo, en una sociedad que presiona para ajustarse a ideales preestablecidos, estos valores pueden verse amenazados. Como señalaba Erich Fromm (1941) en su obra *El miedo a la libertad*, la libertad siempre implica asumir responsabilidades y tomar decisiones propias, algo que puede generar miedo, incertidumbre y, a veces, por mucho que se diga lo contrario, hasta pereza.

El mundo actual, con su énfasis en la comodidad y la seguridad, puede empujar a los individuos a delegar la responsabilidad de sus vidas en otros. Esta dependencia puede limitar el crecimiento personal y dificultar el desarrollo de la verdadera esencia. Para los adultos mayores, el desafío radica en encontrar un equilibrio entre la aceptación social y la autenticidad personal. Es importante mantenerse activo y conectado con el mundo, pero sin perder de vista la propia personalidad, el carácter, la esencia vital. La búsqueda de la belleza debe enfocarse en una belleza diferente, la que estamos tratando en estas páginas, normal y suficiente, que incluya la aceptación y exprese la individualidad.

Paradoja de la emancipación superficial:
«Más éxito, menos libertad»

La paradoja de la emancipación ha sido objeto de análisis y debate en la literatura feminista, y por eso no me extenderé demasiado en ella. Aunque considero que, en la actualidad, su influencia se ha expandido más allá del ámbito femenino, abarcando también a los hombres y a las personas de género no binario.

En un mundo donde la emancipación superficial coexiste con la presión constante por cumplir con ciertos ideales estéticos, todos enfrentamos una tensión entre la dependencia y la independencia.

Por un lado, buscamos la libertad y la autonomía, pero al mismo tiempo seguimos dependiendo de la opinión de los demás y de los estándares de belleza para medir nuestro éxito y valía.

Y aunque se ha luchado durante siglos por la igualdad de género, la liberación de roles tradicionales y la independencia de estereotipos, también persiste una tendencia, fundamentalmente en las mujeres, a mantener clichés y patrones limitantes en el mercado consumista global. Es como si estuviéramos atrapados en un ciclo sin fin.

No viene mal recordar que la discriminación sexista frecuentemente ha reducido a las mujeres a meros objetos físicos, especialmente en plataformas de redes sociales como OnlyFans y similares, donde prevalece la valoración del cuerpo sobre la inteligencia y otros atributos sociales y humanos.

Esta tendencia se ha visto claramente reflejada también en eventos como la Met Gala 2024, donde la escasa vestimenta y la transformación del aspecto físico mediante cirugías estéticas y tratamientos cosméticos, luciendo una belleza que roza la pornografía, son ejemplos palpables de esta problemática.

Como decía Naomi Wolf (2020), escritora feminista, todos ante el espejo hemos deseado alguna vez ser más guapos y atractivos, pero, continúa diciendo, «muchas mujeres se avergüenzan de que asuntos tan triviales como todo aquello relacionado con el aspecto físico, el cuerpo, la cara, el pelo y la ropa tenga tanta importancia».

Después de siglos y de unas cuantas «olas de feminismo», donde la mujer ha ido lentamente independizándose, consiguiendo buenos trabajos, igualdad ante la ley y responsabilidades de todo tipo, en el otro extremo continúan sometidas a una imposición constante por cumplir con unos criterios inalcanzables y cambiantes del *ethos* estético, permaneciendo atadas a las expectativas de la sociedad sobre su apariencia de juventud y lozanía.

Pochintesta (2021), licenciada en Psicología por la Universidad de Buenos Aires, en uno de sus interesantes estudios señala lo siguiente:

> El cuerpo femenino que se muestra continúa ocultando los signos cabales del envejecimiento físico (arrugas y canas). Ello confirma que la mujer vieja no representa una imagen deseable y adecuada a las necesidades de venta que exigen la mayor parte de los productos de belleza, cosmética y cuidado corporal. A pesar de que el envejecimiento es hoy un tópico que no puede soslayarse, debido al avance de la expectativa de vida, todavía las representaciones que el discurso publicitario ofrece están lejos de caracterizar el envejecer como un fenómeno complejo y multidimensional.

Es importante reconocer que no se trata de demonizar nada, y que la moda también puede ser una forma de expresión personal y empoderamiento, cuando se elige libremente y no como una imposición, siempre que se haga de manera consciente, entendiendo lo que uno se trae entre manos y los riesgos que se corren. La verdadera libertad debe incluir la capacidad de elegir cómo presentarse al mundo, sin ser juzgado ni definido únicamente por lo que somos; sin embargo, esta no es una tarea nada fácil, pues somos presas de la manipulación y el control social.

Para los hombres también hay que destacar que la autoestima y el poder están relacionados con todo este proceso de objetivación y con el disfrute de la hipersexualización. Es decir, tener una alta autoestima y sentirse poderosos y triunfadores suele estar vinculado con una mayor tendencia a ser también objetivados, es decir, valorados principalmente por su apariencia o atributos físicos, siendo, por tanto, foco de atención sexual, lo mismo que las mujeres. En cada vez más casos, los hombres pueden ser vistos como objetos sexuales, con las consecuencias negativas que pueden derivarse en el sentido de deshumanización, falta de compromiso, trato injusto, daño en las relaciones y pérdida de identidad.

Según el portal Mordor Intelligence (2020), el mercado de productos de aseo masculino en las tendencias para el 2024-2029 está en un auge sin precedentes: «El tamaño de este mercado se estima en USD 58,83 mil millones en 2024 y se espera que alcance los USD 75,09 mil millones para 2029, creciendo a una CAGR (tasa de crecimiento anual) del 5 % durante el período de pronóstico (2024-2029)».

Por eso es tan importante una emancipación y una reflexión que nos lleven a una mayor conciencia crítica de los cánones estéticos, promoviendo cambios hacia la integración, respeto y tolerancia de la diversidad, en todas sus formas y expresiones, teniendo muy presente la necesaria e irremediable sintonía con un planeta cada vez más esquilmado y envejecido.

Por su parte, la vejez, como etapa de la vida, se enfrenta cada vez más a menudo a la objetivación, siendo reducidos también los mayores a ser valorados en función de su apariencia física o su estilo de vida, y no por su individualidad, experiencia y contribuciones cada día más importantes a nuestras modernas sociedades.

La vejez debe ser un tiempo para la autoaceptación y la apreciación de la vida vivida, y no solo para la perpetuación de la juventud, que es una quimera inalcanzable.

Paradoja del espejismo quirúrgico: Belleza mutante y belleza algorítmica

En la búsqueda constante de la perfección, la humanidad ha dado un giro inesperado hacia una versión hiperbólica de los códigos estéticos, donde exploraremos dos tipos nuevos de belleza en el mundo actual: la belleza mutante y la belleza algorítmica. Aunque poco estudiados en los medios académicos, estos fenómenos están transformando nuestra percepción de lo bello, que está transformando el cuerpo de hombres y mujeres hasta extremos insospechados, en lo que denomino «proceso de fabricación».

Cuidarse no significa enmascararnos, sino concebirnos con todas nuestras posibilidades, cuidar nuestro cuerpo para poder tomar acción y alcanzar nuestro potencial como individuos dentro de una sociedad. Cuidarse no es lo mismo que fabricarse, que es lo que está sucediendo ahora en el mundo en el cual vivimos.

a. Belleza mutante

Hemos comentado el gran deseo humano de perseguir ser bellos a toda costa, algo que se ve en cualquier etapa histórica. Lo que es completamente novedoso es esa especie de «mutación» kafkiana que se está desarrollando en nuestra sociedad con respecto a la belleza.

Se trata de una evolución hacia una versión hiperbólica de la belleza, que a veces llega a ser incluso perturbadora. Tanta belleza artificial se aleja a pasos agigantados de la naturalidad y llega a rozar en ocasiones lo grotesco y desagradable.

Es lo que he acuñado como «belleza mutante», la de los labios hinchados hasta límites insospechados, pómulos esculpidos con precisión, pechos exuberantes y caderas exageradas; características que conforman un modelo alejado de lo más usual y sencillo de la belleza en el ser humano. Recordemos el famoso canon griego que una vez celebró la sutileza, la armonía y el equilibrio que imitaba a los dioses, y que hoy está dando paso a este tipo de estética, en cierto sentido extremo y diferente.

Esta transformación no es meramente una evolución cultural, sino una auténtica revolución, que sería impensable si no fuera de la mano de los avances de la cirugía plástica, los retoques estéticos y los filtros, que se han convertido en herramientas poderosas para la autoexpresión y la corrección de imperfecciones. Todas ellas, manos ejecutoras de la posibilidad de alcanzar un estilo artificial, forzado, sorprendente, impactante, desagradable incluso a veces. Alejado de todo lo conocido como «natural» o «normal», que, sin duda, se ha tornado en nuestra sociedad como insuficiente, despreciable y poco interesante, frente a este mundo de «nuevos mutantes estéticos» que desafían la realidad de nuestra especie.

La paradoja consiste en que la innegable búsqueda de la belleza, al final, nos hace más feos, seres mutantes o robóticos, y nos vamos alejando de los rasgos naturales que nos han definido durante siglos. Aquellos labios que una vez fueron suaves, sutiles y sencillos, a los que los poetas cantaron una y mil veces, se han vuelto toscos, gruesos, explosivos, y los rostros que en un tiempo reflejaron una belleza genuina, armónica y equilibrada parecen ahora máscaras extrañas y raras, de una belleza forzada que impacta groseramente y deja el espíritu algo contrariado.

Resulta desconcertante que dicha artificialidad, aun cuando puede resultar antinatural, fea y desagradable, también puede llegar a parecernos, en algún lugar recóndito de nuestro ser, atractiva, y nos hace sentirnos fascinados y curiosos, impactados por esos cuerpos y rostros a los que seguimos en redes sociales, donde comentamos y admiramos, aspirando a ser como ellos en algunos casos.

Las razones por las que nos fascina lo «anormal» son complejas y todavía requieren en el momento actual de una mayor profundización e investigación, que tendrá que irse desarrollando en el ámbito académico. Sin embargo, resulta evidente que tanto los medios de comunicación como cualquier agente difusor de información desempeñan un papel crucial en la promoción de esta fascinación por este tipo de estética. Eso sí, es importante ser crítico con la forma en que se representa lo anormal en los medios de comunicación y evitar caer en la explotación o la burla de las personas con características diferentes.

En la cara oculta de la cirugía estética, esta belleza, en algunos casos, se torna absurda y distorsionada en las facciones y proporciones del cuerpo, especialmente en caderas y pechos, dando como resultado un aspecto corporal antinatural pero igualmente llamativo y sugerente.

Recordemos los circos del siglo XIX que exhibían a personas con defectos, como «el hombre elefante» y «la mujer barbuda», hasta llegar a la actualidad, donde los *reality shows* y las redes sociales, que nos inundan con historias de individuos excéntricos o con características inusuales que, sin duda, venden. Y es que hemos pasado a ser sujetos observadores de esas curiosidades y fealdades que, aunque a veces rayan la monstruosidad o la anormalidad tras repetidas cirugías, gustan.

Esta belleza esperpéntica me recuerda, claro está, al modo en que Ramón María del Valle-Inclán entendía el concepto en su obra *Luces de Bohemia* (1920), como hipérbole y exageración grotesca que logra al final un resultado que roza lo triste y lo cómico, ya que el esperpento no es sino una especie de tragicomedia que refleja la realidad de una manera distorsionada, lo mismo que este tipo de belleza mutante que oculta la verdadera esencia del ser humano y nos lleva a entender lo bello de un modo erróneo, contaminado por unos ideales deformados que, sin dudarlo, han hecho mella en una sociedad consumista que se deja arrastrar por la tendencia.

Esta fascinación por lo anormal puede tener diversas explicaciones. En algunos casos, puede ser simplemente una forma de satisfacer nuestra curiosidad por lo desconocido y lo diferente; en otros, solo un reflejo de nuestros propios miedos e inseguridades, ya que nos hace sentir mejor al compararnos con aquellos que consideramos «menos normales» que nosotros.

La búsqueda de una belleza artificial a través de estas «mutaciones estéticas» plantea interrogantes sobre nuestra relación con el cuerpo, la autoestima y la aceptación de la diversidad. Nos encontramos en un punto de inflexión donde la belleza ya no es reflejo de salud, sino una construcción social en toda regla que desafía incluso las leyes de la biología.

La cirugía plástica no puede ser un parche para cubrir y suplir la falta de autoestima. Es la identidad individual sólida y auténtica la que nos permite ser libres y genuinos, siendo esencial para disfrutar años de bienestar y tranquilidad.

Estamos redefiniendo la belleza en todos los sentidos, estamos cambiando, y la reflexión sobre estos temas permite orientar nuestro camino y saber mejor hacia dónde anhelamos ir, quiénes queremos ser y cómo nos gustaría manifestarnos al mundo.

b. Belleza algorítmica

La belleza algorítmica se nutre de los modelos que muestran los filtros de las grandes plataformas de internet, como Instagram o TikTok, y las pautas de los algoritmos de la inteligencia artificial (IA), que ha irrumpido en el mundo para quedarse.

Estos algoritmos, diseñados para optimizar la apariencia de las imágenes, han transformado la forma en que nos percibimos a nosotros mismos y a los demás.

Las redes sociales y las aplicaciones de edición de imágenes han democratizado esta pseudobelleza, permitiendo que el público en general retoque sus fotos, aplique filtros y altere su apariencia para cumplir con los estándares de belleza actuales.

Sin embargo, esta búsqueda de la perfección no está exenta de consecuencias. El empuje constante por alcanzar la belleza algorítmica ha llevado a un fenómeno inquietante: las personas acuden al cirujano plástico con imágenes filtradas en sus teléfonos y les piden que les hagan arreglos para parecerse a los algoritmos. Los labios inflados, las mandíbulas esculpidas y las cejas perfectamente arqueadas se han convertido en la nueva norma, impulsada por la ilusión de la belleza digital.

Esta obsesión por la perfección plantea una serie de preguntas profundas sobre la autenticidad. ¿Qué significa ser auténtico en un mundo donde la línea entre lo natural y lo artificial se desdibuja? La evolución hacia rasgos robóticos, impulsada por la inteligencia artificial generativa, nos enfrenta a una paradoja: mientras buscamos la belleza algorítmica, ¿estamos sacrificando nuestra humanidad genuina?

En la medida que la tecnología avanza con el desarrollo de la IA generativa, se van, en cierto sentido, difuminando los límites entre lo natural y lo artificial, ya que los filtros de inteligencia artificial pueden suavizar arrugas, cambiar la forma de los ojos o incluso agregar efectos holográficos a nuestras fotos.

Todo lo cual nos lleva a preguntarnos si esta belleza, generada por algoritmos, es igualmente válida o si, por el contrario, estamos perdiendo nuestra esencia humana y cayendo en la dependencia de unos estándares que ahora marcan los algoritmos, completamente artificiales, que dominan hasta nuestros gustos y deseos.

Es fundamental reconocer que cada individuo y nuestro prójimo no deberían reducirse a meros objetos de consumo. Hay que promover ese mensaje de que la verdadera esencia reside en lo más natural y auténtico del ser humano: nuestras emociones, experiencias, relaciones y veracidad.

En un mundo donde la tecnología y la inteligencia artificial (IA) desempeñan un papel cada vez más relevante, debemos mantener el control sobre nuestras vidas, y ello implica tomar decisiones conscientes y recordar que somos más que la suma de nuestros perfiles *online* (en línea).

La IA, aunque poderosa y beneficiosa en muchos aspectos, no debe reemplazar nuestra autonomía y discernimiento, y no podemos permitir que las decisiones cruciales sobre nuestra identidad, belleza y bienestar queden exclusivamente en manos de algoritmos. La búsqueda de la perfección digital no debe eclipsar nuestra conexión con lo auténtico y humano.

Por otro lado, no estaría mal que fuéramos capaces de encontrar un equilibrio entre la evolución tecnológica y nuestra propia esencia. La belleza verdadera no se encuentra solo en los filtros y las tendencias, sino en la aceptación de nuestras imperfecciones y la valoración de lo genuino.

Asimismo, es necesario fomentar una educación estética, en los colegios e institutos, instituciones públicas y privadas, así como en organismos gubernamentales, que permita a las personas desarrollar un sentido crítico y valorar la diversidad de la belleza, más allá de los cánones impuestos por la gran industria.

La belleza algorítmica, con su falsa promesa de perfección, nos ha seducido, pero también nos ha esclavizado. Es hora de liberarnos de estos cánones impuestos y de buscar una belleza más profunda, más auténtica.

De ahí que resulte indispensable comprender cómo han sido moldeados los ideales que perseguimos y cuestionarnos si nuestros conceptos de realización, identidad y perfección nos han sido impuestos desde afuera o los hemos construido como resultado de un proceso racional es indispensable para escapar de esa prisión a la que voluntariamente hemos entrado desde hace ya bastante tiempo.

Por eso recurro al tema de «la elegancia personal e íntima», tal y como nos recuerda José Carlos Ruiz, doctor en Filosofía Contemporánea, en su recomendada obra *Incompletos* (2023), donde nos invita a aceptar nuestra propia historia, nuestras luces y nuestras sombras, dejando atrás la obsesión por ese destino al que llegar, y contemplando la vida como un camino que recorrer, donde hay todo un proceso de autoconocimiento y aceptación que ha de alejarnos de la fabricación, de lo artificial, y acercarnos a la creación más humana, sencilla y armónica.

La belleza mutante puede ser una ilusión, un gran deseo y una obsesión, pero la «elegancia existencial» es una realidad que llevamos dentro de nosotros mismos y que hay que saber conocer, descubrir y valorar.

Finalmente, la sociedad de la prisa, impulsada por esta belleza exagerada y nueva, nos ha llevado a un ritmo de vida frenético que nos impide disfrutar de las pequeñas cosas. María Novo (2023), en su libro *La sociedad de las prisas*, nos propone una alternativa: desacelerar y conectar con la naturaleza. Esta nueva estética, basada en la lentitud y la contemplación, nos invita a valorar la belleza de lo imperfecto, de lo cotidiano y de lo efímero. Hablamos de una belleza que no se encuentra en los filtros de las redes sociales, sino en la propia experiencia de vivir, respetándonos como seres humanos sencillamente normales que vamos envejeciendo y cambiando con el paso del tiempo.

De ahí que el propósito de este viaje hacia nuestra Isla Sensualidad radique en poder descubrir cada persona su propio ritmo, con elegancia natural y conexión con el entorno, con el objetivo de mostrar al mundo con mucha dignidad y la cabeza bien alta cómo el transcurso de los años ha dejado en nuestra piel marcas y señales que, aunque no ideales, son agradables y elegantes, signos de nuestra valiosa trayectoria vital.

Y mientras el sol se despide en el horizonte de nuestras vidas, el galeón de nuestro ser se adentra en un mar de sensaciones. Con cada ola, nos acercamos a la Isla Sensualidad, donde la pasión florece como una flor exótica.

Entre el vaivén de las olas y la brisa marina, encontramos nuestra propia armonía. La emancipación llega cuando nos liberamos de las cadenas de la apariencia, aprendiendo a expresarnos y a ser auténticos, sin temor al juicio de los demás, sin la necesidad de satisfacer sus expectativas o sentir envidia por lo que poseen.

CAPÍTULO 8

Despertando los 50 y +

Todos los viejos
llevan
en los ojos
un niño,
y los niños
a veces
nos observan
como ancianos profundos.

PABLO NERUDA
(*Oda a la edad*)

Poco a poco vamos dándonos cuenta de que en el corazón de cada uno de nosotros podemos encontrar un manifiesto sincero para poder aprender a existir en paz, más allá incluso del consumo y de los estereotipos.

Se trata de ser capaces de amarnos y cuidarnos con ternura, tanto espiritual como físicamente, aunque nuestro cuerpo sea ya un «viejo galeote», que será el que, al final, entregaremos en el último viaje, marchando con la satisfacción de haber aceptado la vida de la mejor manera posible.

La democratización de la belleza

En este capítulo, exploraremos un concepto que he acuñado como «democratización de la belleza». Este viaje nos llevará a través de matices, historias y transformaciones que ocurren cuando la belleza se libera de las cadenas de los estándares convencionales. ¿Qué significa realmente «democratizar la belleza»? ¿Cómo se manifiesta en la expresión individual y auténtica de cada persona?

Se trata de no imponer un estándar único, ideal y excelso para todos, sino de vivir la originalidad de cada individuo de manera auténtica, sin exageraciones, ni filtros, ni modificaciones por el algoritmo o las metamorfosis físicas.

Este cambio de enfoque valora la individualidad sobre la perfección persecutoria de algo ideal, muy vinculado a la juventud y a la vitalidad, dejando atrás otros tipos de belleza interesantes y menos conocidos, como la que reside en la última etapa de la vida, siendo la vejez una especie de lienzo de belleza diversa y enriquecedora en donde, en la moderna sociedad, admitirla, mostrarla, reconocerla y aceptarla constituye un cambio cultural que invita a apreciar lo maravillosa que es la vida, sin importar la edad, e implica un cambio en sí mismo contra corriente.

Ello supone asumir que los espejos se rebelan, dejan de reflejar los ideales impuestos y comienzan a mostrar la verdad desnuda de cada uno de nosotros. De nada sirve que hayamos cambiado nuestro aspecto con cirugías o filtros, pues poco a poco empieza a aparecer el reflejo de lo que somos de verdad, con las líneas de expresión, las canas, las manchas en la piel y las patas de gallo, pero, curiosamente, dando una imagen real, que no tiene un aspecto juvenil, mutante o robótico, sino que se niega a ser cómplice de la tiranía de la belleza encorsetada, limitante, exclusiva y excluyente del mundo moderno.

Los espejos se han convertido, en nuestra imaginación, en cómplices de una autenticidad que, además, puede gustar y atraer por su autenticidad y porque refleja un interior que continuamente se oculta en este mundo individualista en el que vivimos.

La democratización de la belleza como concepto trasciende las páginas de las revistas y las pasarelas para convertirse en una revolución cultural que, a la vez, constituye una especie de antídoto perfecto contra la violencia física y emocional que la belleza mutante, idealizada y robótica nos impone en la sociedad moderna, sea física, espiritual o incluso económicamente.

Es, ante todo, un «acto de resistencia», de poder decirle abiertamente al mundo que no aceptamos las reglas de los códigos estéticos impuestos, que no nos sometemos al bisturí de la conformidad, que las arrugas son nuestras insignias de honor, las canas son nuestras coronas y las manchas de la piel son nuestros tatuajes de vida. La belleza no se rinde ante el tiempo, se eleva sobre él.

Y a la vez presenta un movimiento «revolucionario» porque pretende acompañar todo este proceso desde la «ternura» con nosotros mismos, a la hora de dedicarnos mimos, cuidados, confianza, aceptación y normalidad.

Como señalaba Rilke en su obra *Poemas franceses reunidos* (edición de 2018): «¿De qué serviría la dulzura, si no fuese tierna e inefable, de darnos miedo? De tal manera sobrepasa toda la violencia que, cuando se lanza, nadie se defiende». En definitiva, es fácil caer rendido cuando somos tiernos, por mucho miedo que nos dé en este mundo de hiperindividualismo exacerbado.

Por eso es importante aprender a manifestarnos con compasión, empatía y capacidad de amar sin condiciones, siendo capaces de afirmar sin vergüenza ni pudor que, más allá de la edad, somos hermosos, atractivos y deseables, incluso en la enfermedad y la dependencia. ¿Por qué no?

Simplemente se trata de aprender a reconocer y descubrir toda la belleza diferente y alternativa que reside en cada ser humano, sin importar su edad, género, raza o condición social. Y supone dejar atrás la autocrítica y la comparación, pero a la vez manejarnos con la envidia y el qué dirán. En definitiva, es un viaje hacia ser mejores seres humanos en todos los sentidos.

Al abrazar esta visión inclusiva, abrimos un camino hacia la plenitud personal y social; un camino sincero de poder relacionarnos en otro nivel que no sea el de las grandes plataformas o redes sociales.

Y en todo esto, la educación juega un papel crucial, ya que el diálogo intergeneracional es necesario para poder transmitir valores que honren la vejez y desafíen los prejuicios, invitando a las generaciones más jóvenes a que aprendan a desarrollar un pensamiento crítico que los aleje de los estereotipos limitantes que se desarrollan frente a la edad.

Constituye una celebración de la vida en su forma más auténtica, buscando inspirar y provocar un cambio en la percepción social de la vejez, redefiniéndose como una cualidad inclusiva y atemporal. E implica un gran cambio cultural y social capaz de romper las barreras de la discriminación «edadista» y promover una sociedad más justa y equitativa, incluidos los mayores, en el planeta que nos acoge.

En la democratización de la belleza, esta no se esconde bajo capas de maquillaje ni se busca en cirugías estéticas o procedimientos similares. Se cultiva desde el interior, nutriéndose de experiencias y reflejándose en la calidez de una sonrisa, en la sabiduría de una mirada y en la fortaleza de un abrazo.

Hablamos de una hermosura que no se marchita con el paso del tiempo, sino que se enriquece con cada año vivido, si así somos capaces de verlo y sentirlo. Es la belleza de la autenticidad, de la bondad y de la conexión con el mundo que nos rodea, que además puede deslumbrar externamente, si somos capaces de entrenar nuestra mirada para verla y sentirla como tal.

La vejez no puede seguir siendo un enemigo para combatir. Por mucho que haya programas, estudios y charlas sobre el tema, al final, queramos o no, se combate, y con todas las fuerzas, en ese otro nivel del que hemos hablado y que Baudrillard llama «hiperrealidad».

Se trata de reivindicarse como una etapa natural de la vida que aporta sabiduría, experiencia y una perspectiva única del mundo, en donde rostros marcados por el tiempo no son huellas de batallas perdidas, sino mapas que narran historias de vida, de amor, de alegrías y de tristezas. Las manos curtidas por el trabajo no son un signo de debilidad, sino un testimonio de esfuerzo, dedicación y pasión.

Las rodillas fallan, las canas que coronan la cabeza y las huellas en la piel son señales de un camino recorrido, de una vida vivida con plenitud, y no tienen por qué ser motivos de vergüenza, miedo, rechazo o asco, sino de orgullo y celebración.

La belleza de la vejez, lejos de ser una simple sabiduría acumulada, se manifiesta de manera externa en diversos aspectos que, a menudo, pasan desapercibidos para una mirada no entrenada. Para apreciar este tesoro visible, debemos abrirnos a una nueva perspectiva que valore la autenticidad y la naturalidad por encima de los cánones estéticos fugaces.

El «otro normal» frente a los estándares impuestos

Estamos viendo cómo en la sociedad actual tenemos una «zona de irrealidad», o «hiperrealidad», como señalaba Baudrillard (1978) en su obra *Cultura y simulacro*, que nos impulsa a crear e imaginar imágenes del mundo exageradas, ficticias, imaginarias, fantásticas. Se trata de un concepto interesante que hace referencia a que estamos viviendo «la era no de lo real, ni la de la verdad, sino la era de la simulación».

Queremos vivir en entornos hermosos, habitar paisajes cuidados y vestir ropas elegantes, y, a diferencia de otras especies, como señala Sanmartín (2021), «sofisticamos nuestro entorno y a nosotros mismos, transformando lo que nos rodea en algo que va más allá de lo meramente funcional».

Estamos inmersos en un imaginario colectivo de belleza idealizada, sostenido por los medios de comunicación, donde se suceden continuamente imágenes magníficas que nos emocionan y despiertan deseos, interés, pasión y ganas. Y con esta «hiperrealidad», corremos el riesgo de que el «otro normal», el que vive junto a nuestra casa y que vemos a diario en el barrio, colegio, trabajo o parque por el que paseamos, no nos impacte, no nos atraiga, ya que hemos internalizado un estándar inverosímil, lo que puede llevarnos a despreciar la belleza de quienes nos rodean, como la del panadero o el compañero de trabajo.

Hay una cita textual del gran Antonio Gala que describe muy bien la situación, y que dice lo siguiente: «Estamos haciendo del hombre una especie de ser de plástico, odioso, insolidario, solitario, que no se reconoce en los demás, que no siente la atracción hacia los demás, que frente a los otros solo siente susto».

Es necesario un entrenamiento para ser muy conscientes de que podemos detectar y descubrir belleza en ese «otro normal» que nos rodea y que pasa a nuestro lado a diario y, sin darnos cuenta, ignoramos, cegados por la dictadura de la perfección artificial a la que estamos sometidos.

Ignoramos, obcecados en esa búsqueda infructuosa, la belleza auténtica que reside en la sonrisa genuina, en la mirada profunda, en la textura única de cada piel, aspectos que se nos escapan como el agua entre las manos.

Es importante saber que, aunque la belleza sea un elemento esencial de la vida, aprender a detectarla en lo ordinario, común y cotidiano es algo necesario y saludable que considero que estamos perdiendo a raudales cada día. De hecho, la persona mayor, aunque más pausada, irradia una gracia natural y una elegancia que proviene de la confianza en sí misma y del conocimiento de su propio cuerpo, en donde cada paso puede estar impregnado de atractivo, encanto y fascinación.

Reconocer este tipo de estética, que nada tiene que ver con el feísmo, permite conectarnos entre todos con la humanidad que compartimos. Supone aprender a ir más allá de lo meramente funcional, valorando la estética más humilde y diaria, que permite apreciar lo que de valioso tiene cada ser humano, con independencia de los estándares idealizados que nos rodean.

Es cierto que la descripción de la belleza externa de la vejez se puede ver afectada por la dependencia funcional y la enfermedad, pero debemos integrar estas particularidades en nuestro mundo, considerando que somos un colectivo crucial a nivel poblacional. Sin embargo, también es igualmente cierto que la vejez puede ser una etapa diversa y rica en vivencias, y cada experiencia contribuye a nuestra comprensión de la belleza y la fragilidad del ser humano.

Y más allá de la idealización, lo interesante sería que pudiéramos entrenar la mirada para apreciar dicha belleza y detectarla también en los rasgos de los más mayores, abriéndonos a una nueva perspectiva, porque enamorarse o desear a un mayor, sin pensar que tiene la cartera llena, sin miedo ni vergüenza, es posible; de hecho, es algo hermoso, ya que el amor no tiene fecha de caducidad, y la atracción física puede surgir sin necesidad de que la edad suponga un límite.

Entrenar la mirada es también entrenar nuestro inconsciente colectivo para poder aprender a descubrir la belleza de la vejez, que es un ejercicio que nos enriquece como personas y nos abre las puertas a un mundo de profundidad desconocido que a menudo pasa desapercibido. Es como si hubiésemos olvidado el encanto del viejo galeón, esa embarcación curtida por el tiempo que ostenta en sus maderas nobles la historia de mil travesías y que, si bien se trata de un atractivo discreto, alejado de la ostentación, nos habla de una hermosura real, enriquecida por los años y las experiencias.

El encanto que reside en el «otro normal» invita a romper con los estereotipos, a celebrar la diversidad y a encontrar el tesoro escondido en cada ser humano. Es una belleza que no necesita filtros ni retoques, que se revela en la naturalidad y la autenticidad.

Abramos nuestros ojos y nuestro corazón para poder apreciar esa belleza que nos rodea y nos enriquece, sin pedirnos nada a cambio.

Este viaje no es fácil, requiere un esfuerzo consciente por desprogramar nuestro enfoque y abrir nuestra mente a esta nueva perspectiva que permite ahondar en una belleza más próxima y cotidiana. Pero la recompensa es enorme: un mundo lleno de autenticidad, encanto, gracia, hermosura, toda diversa y diferente, que permite conectar con lo más genuino de cada uno de nosotros y de los que nos rodean, y nos saca de esa hiperrealidad desconectada del tacto y del encuentro humano en presencia.

Nuestro galeón, ese barco que es nuestra vida, ha surcado mares de experiencias y emociones. Hemos navegado por aguas turbulentas y disfrutado de brisas cálidas. Ahora, al llegar a la costa de la Isla Sensualidad, nos encontramos frente a un horizonte infinito de posibilidades.

Nuestros días son contados, y por eso debemos aprovechar cada instante. ¿Qué mejor manera de hacerlo que navegando con el viento a favor, buscando la felicidad en cada ola y en cada respiro? Al igual que el aire que llena nuestros pulmones, la vida es un regalo que debemos saborear en cada momento.

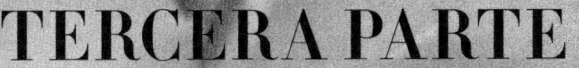

TERCERA PARTE

Otoño apasionado:
Erotismo y sensualidad
cumplidos los 50

La ternura es una fuerza suave que nos atrae hacia lo que es bello y bueno. Es una luz que ilumina nuestro camino y nos llena de esperanza.

La ternura es la mano que acaricia, la palabra que consuela, la mirada que comprende. Es la fuerza que nos impulsa a ayudar a los demás, a proteger a los más vulnerables, a construir un mundo mejor.

La ternura es un regalo precioso que debemos cultivar en nuestro corazón, porque es lo que nos hace humanos.

RAINER MARIA RILKE

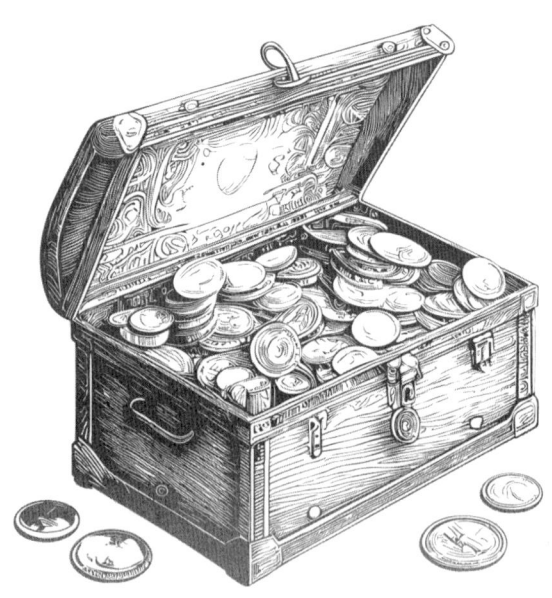

CAPÍTULO 9

Descubriendo tesoros ocultos
Sexualidad y envejecimiento

El sol ha reventado el cielo
porque te amo
Y el río y sus orillas.

JENNY JOSEPH
(*El sol ha reventado el cielo*)

Nuestro barco continúa su travesía, y en este viaje nos espera otro de los grandes tesoros silenciados y secretos, aún más que el de la belleza: la sexualidad en la etapa de la vejez.

Hay ciertas cuestiones que se rehúyen sistemáticamente y que resultan ser a la larga muy importantes, como ocurre con este tema, junto con el de la muerte y la libertad.

Y es que, a menudo, esta etapa de la vida que abarca desde los 55 años, aproximadamente, en adelante y que engloba al menos tres escalas generacionales se asocia con pérdidas, mermas, quebrantos físicos y mentales de todo tipo, generando una visión negativa que llena de impedimentos y miedos la sexualidad de las personas de más edad.

Todo ello contribuye a que este tema sea un problema difícil de mirar de frente y domesticar, reduciéndolo a lo conocido y quedando grandes partes de esta etapa en el ámbito de lo impudoroso, lo obsceno, antinatural y antiestético, que deja de lado toda su complejidad y matices que nunca nos hemos preocupado por descubrir y manifestar.

Sin embargo, las transformaciones que la vida trae con el tiempo permiten adquirir una perspectiva nueva y diferente de nuestro sentir vital, e invitan a una mayor serenidad y plenitud, en donde se comprende que no todo es perder, sino que también hay ganancias, retos y desafíos. Y que todos ellos se pueden ir descubriendo a medida que cumplimos años, para vivir con mayor bienestar, salud y alegría nuestra vida en todos los aspectos, incluyendo el sexual, que no tiene por qué extinguirse o apagarse.

Este período es una oportunidad para redescubrirse, para explorar nuevas pasiones, habilidades y talentos «sexuales» que quizás antes no habíamos tenido la oportunidad de desarrollar, pero que ahora, obligados en cierto sentido y de la mano de la creatividad, el erotismo y la sensualidad, permiten abrirse camino en nuevas sensaciones y emociones.

Pero, como en todo viaje que se precie, tenemos que sortear algunos escollos y conviene conocer su ubicación en el mapa de la vida, para estar preparados a la hora de enfrentarnos a ellos.

Envejecer bajo el microscopio: La presión de la biomedicalización

La medicalización excesiva de la sexualidad en la vejez es uno de esos escollos que, por lo general, tiende a encasillarla como si fuera solamente un problema médico, ignorando la multiplicidad de factores que influyen y la diversidad de experiencias que se pueden vivir en ese territorio 30 +.

Se trata de aprender a vivir y desarrollar la vejez conviviendo con esas enfermedades crónicas, malestares y cambios de la edad, aceptando que, entre los extremos de la vida, siempre existen colores intermedios apasionantes y nuevos que hay que transitar y descubrir.

La medicalización reduce la sexualidad a una cuestión meramente biológica, de píldoras, recetas, disfunciones y mermas físicas, en donde los espacios de la esfera sexual se habrían perdido, lo mismo que la vitalidad y la energía de la juventud, lo cual no es del todo cierto, y los que transitamos la longevidad lo sabemos, o sea que tranquilos, hay cuerda para rato.

Ahora bien, lo mismo que pasaba con la belleza, también sucede con la sexualidad, quiero decir que esta es completamente diferente en su ejecución a la que se desarrolla con la juventud, pero no por eso tiene que desaparecer la llama del deseo, ni las ganas, ni la necesidad de ser amados y tocados físicamente, con caricias, abrazos y besos hasta el final de nuestros días.

Necesidades emocionales y físicas que, en alguna medida, creemos que desaparecen con la vejez; sin embargo, sabemos que hay que darles un espacio, para que no resulten ni vergonzantes, ni extrañas, ni sean objeto de burlas o comentarios sin sentido, si es que se expresan o comentan.

Señala el profesor Ricardo Iacub (2019), de la Facultad de Psicología de la Universidad de Buenos Aires:

> Esta medicalización excesiva tiene un negativo en la autoestima, la confianza y la calidad de vida de las personas mayores, generando sentimientos de vergüenza, culpa o inadecuación por no cumplir con las expectativas sociales de «normalidad», lo que a su vez limita la exploración y el disfrute de la sexualidad en la vejez, con una retirada de estos espacios de placer.

Y es que me he ido dando cuenta en mis charlas y talleres de la gran carga de vergüenza, pudor e incluso a veces rechazo y asco que existe hacia aquellos adultos mayores que muestran sus ganas, deseos o expectativas sobre la sexualidad. Y pasan a ser etiquetados rápidamente, a través del edadismo imperante, como «viejos verdes» o «viudas alegres»; en definitiva, estereotipos que muestran el rechazo de la sociedad hacia estos temas, una vez que son expresados abiertamente.

Estas personas, «osadas» y «atrevidas» con su sexualidad pasan a ser una especie de pervertidos, raros, libertinos, entre otros calificativos. Por eso, es bueno alejarse y salirse del terreno tan manido de la famosa y tan tratada «disfunción eréctil en los hombres» o la «disminución de la libido en las mujeres», temas centrales y estelares que invisibilizan otras formas más amplias y diferentes de poder expresar la sexualidad, aun en el caso de que esos síntomas aparezcan.

Al medicalizar procesos naturales en la evolución de la vida humana, como son la disminución de la testosterona o la menopausia, estos pasan a convertirse en «problemas» que requieren soluciones farmacológicas y médicas, y al final constituyen un gran negocio de pingües beneficios de las grandes industrias.

En esta edad, hablamos de una sexualidad que no camina de la mano de la reproducción de la especie o de prácticas centradas en la penetración, sino que se apoya en la creatividad del erotismo y la sensualidad como vía alternativas.

Por eso hay que huir de la narrativa negativa que asocia esta etapa de la vida con la asexualidad, la impotencia y la falta de deseo; visión que ignora el potencial aún existente en la nueva longevidad.

Este potencial radica en la diversidad de experiencias sexuales a las que se puede acceder, abriendo las puertas del ingenio y la inventiva, explorando el amplio espectro de fantasías y deseos que conforman el mundo del erotismo y la sensualidad, caminos que no son a veces suficientemente conocidos por los interesados, en este caso los más mayores.

Este camino hacia el erotismo y la sensualidad permite que los adultos mayores puedan tener una vida sexual sana y acorde con sus cambios físicos y mentales, luminosa y placenteramente, transcendiendo la visión única y monocromática asociada a las «pérdidas», pastillas, medicación, privaciones, aislamientos y tratamientos de todo tipo, para paliar estos síntomas que sin duda y en alguna medida aparecerán.

Si bien es cierto que, en algunos casos, estas soluciones médicas pueden ofrecer beneficios reales, a menudo se quedan cortas y no abordan adecuadamente las necesidades de la sexualidad en esta etapa de la vida. Ejemplos de ello son la viagra o la terapia hormonal, que no profundizan en las causas más internas e íntimas de los problemas, como es su impacto en la salud mental, en las relaciones sociales y amorosas, o en la autoestima.

Es muy importante informar y educar en estos temas para que las personas, sin miedos ni vergüenzas, puedan abordar en mejores condiciones los desafíos que la sexualidad les plantea en esta edad.

De ahí que la ayuda de los expertos sea muy necesaria con respecto a este colectivo de población, para que puedan, de manera más fácil, superar temores, vergüenzas y a veces hasta cierto tipo de incapacidades aprendidas que pueden llegar a modificarse tras su diagnóstico y tratamiento adecuados. Siendo indispensable un enfoque integral, más allá de las cuestiones estrictamente físicas, y teniendo en cuenta que el deseo sexual se mantiene hasta el final de la vida, sin miedo a mostrarlo y sin necesidad de etiquetarlo de manera edadista.

En ocasiones, y así lo manifiestan los adultos mayores, es la falta de apoyo social lo que termina por hacer que se sientan solos, aislados o avergonzados, con serias dificultades para expresar y tratar sus necesidades y preocupaciones en este sentido.

Es fundamental superar los estigmas y prejuicios asociados con la misma, y promover una visión más respetuosa de la sexualidad en todas las etapas de la vida. Aunque pueden aparecer disfunciones, enfermedades o malestares, hay que entender que el instinto continúa existiendo hasta el final de la vida y hemos de darle también una salida digna.

En armonía con el paso del tiempo: Cuida tu cuerpo, nutre tu alma

Si bien es natural que el cuerpo experimente modificaciones con el paso del tiempo, es importante desmitificar la idea de que estas implican un fin en la vida sexual activa y satisfactoria. Más bien, me atrevería a decir que sucede todo lo contrario, en la vejez el sexo es de una intensidad como no podías imaginar cuando eras joven. Una intensidad que vibra en otras dimensiones y energías, algo más espiritual.

Sin embargo, como hemos visto, y sin ánimo de ser pueril, los cambios, las limitaciones, las enfermedades crónicas o la dependencia funcional que se producen con la edad son reales, por lo que adaptarse a ellas, y además continuar con una sexualidad sana, sociable y participativa, no es un camino fácil.

Afrontar el envejecimiento requiere paciencia, pues se trata de un proceso de ajustes, acomodaciones, creatividad y aprendizaje, siendo significativo integrar los cambios que vienen con los años en nuestra vida diaria y que, sin dudarlo, llegarán.

Como destacaba la doctora Becca Levy (2023), profesora de Psicología de la Universidad de Yale, una actitud negativa hacia este proceso no solo reduce nuestras posibilidades de disfrutar de una larga vida, sino que también puede afectar a nuestra salud cognitiva. Por el contrario, encarar las limitaciones con optimismo, como si fueran pequeñas piedras en nuestro camino, nos enseña a removerlas de nuestro zapato cuando es posible, o a caminar con ellas de manera cómoda y saludable.

Mantener una perspectiva positiva es clave, ya que, según estudios, como el de Nacional Geographic (2022) sobre «Ciencia de la vida: Longevidad», puede añadir hasta siete años y medio a nuestra esperanza de vida. Así que, en lugar de sentirnos agobiados por el paso del tiempo, es mucho más beneficioso aprender a vivir con las limitaciones, aceptándolas y superándolas con optimismo.

Es importante recordar que aceptar no significa resignarse. La aceptación nos permite conocer a fondo nuestra situación y, a partir de ahí, explorar nuevas posibilidades y descubrir un nuevo sendero en el ámbito de la sexualidad, que sin duda será un camino diferente al que conocíamos antes, pero no por ello menos placentero y satisfactorio, aunque cuente con algunas dificultades. Se trata de adaptarse a la nueva realidad y encontrar formas alternativas de expresión y disfrute, dejando atrás expectativas irreales que solo conducen a la frustración y al malestar. En este sentido, hacer pedagogía sobre la vejez es absolutamente necesario, y no solo para los mayores, sino también para los jóvenes. Lo mismo que desarrollar una buena educación en este sentido ya desde la escuela, con una formación que se especialice en las necesidades que tiene esta etapa de la vida y sus diferentes escalas generacionales, como ocurre con otras etapas, como la de la adolescencia, para la que se nos preparada desde bien pronto.

Los más mayores no tienen por qué tener reparos a la hora de buscar información confiable en fuentes médicas o de organizaciones especializadas en relación con sus miedos, vergüenzas, pudores o enfermedades que en este sentido se puedan desarrollar. Hemos de desarrollar la capacidad para comunicarnos con el mundo, con la pareja o con las personas de confianza sobre nuestros sentimientos, inquietudes y necesidades. Una buena comunicación honesta y abierta es fundamental para fortalecer la intimidad y explorar nuevas formas de expresión sexual en conjunto.

A la vez, hay que saber esperar y confiar en la vida, evitando compararse con los demás, celebrando cualquier logro que tengamos, por pequeño que sea, manteniendo el ánimo y las ganas frente a los obstáculos, con la mirada bien alta y el orgullo de haber sido capaz de estar en este planeta un día más, sabiendo que se está en el camino y que son muchas las personas que se han enfrentado a desafíos similares y han encontrado maneras de vivir una vida sexual agradable, sosegada y placentera, desde sus limitaciones y fragilidades, que no tienen necesariamente que apartar de estos espacios de goce.

La vejez constituye un tiempo para disfrutar del placer, sin prisas, sin exigencias, con la libertad de ser uno mismo y de sumergirse en nuevas sensaciones, cuando ya no se tiene que demostrar nada, no hay explicaciones que dar, aceptando los cambios naturales de nuestro cuerpo y redefiniendo la sexualidad.

Se trata de que el cariño, el roce, las caricias, la ternura, el dormir juntos, los masajes y otros placeres similares estén más disponibles, a pesar de los años y de los cambios que se vayan experimentando, porque precisamente con la edad se necesitan más que nunca.

Recordemos que nuestro cuerpo es un fiel reflejo de nuestra historia, plasma en cada curva, en cada marca y en cada cambio la huella del tiempo vivido. Es hora de reivindicar lo orgullosos que estamos de ser viejos, de tener retos, de poder amar, de ser deseados y de ir sobrellevando las fluctuaciones de la vida.

Así, nuestra piel, antes tersa y lozana, se vuelve un lienzo más fino y surcado por las arrugas, como un mapa que guarda las invaluables experiencias de nuestro camino; siendo necesario también plantearse y conocer la gran necesidad que se tiene en la vejez de que esa misma piel pueda ser amada, tocada, acariciada y sentida, sin pasar temores, inseguridades o humillaciones por el simple hecho de admitirlo o reconocerlo.

La fuerza, por otro lado, si en la juventud se manifestaba de manera intensa y apasionada, ahora con la edad se convierte en potencia serena. Y si en la juventud desafiabas al mundo con tu vigor, ahora en la vejez esa fuerza se transforma, dando paso a movimientos más pausados y conscientes en el sexo. La precisión y la técnica cobran mayor relevancia, demostrando que la potencia no es necesaria para la sensualidad.

Por su parte, la flexibilidad se vuelve un bailecito sereno, donde la agilidad de la juventud que antes impulsaba a realizar piruetas y acrobacias, ahora se transforma en un juego distinguido, elegante y sereno, en donde se encuentran nuevas formas de moverse más allá de las limitaciones con las que uno cuenta.

La energía desbordante de la juventud, torrente imparable, muta en una llama serena y constante, una luz propia que ilumina el camino con sabiduría y experiencia, en donde ya sabes que un sueño reparador es mejor que una noche de fiesta.

Se trata de un nuevo despertar: el de la «segunda pubertad positiva». Y es hora de aprender a respetarte y descubrir la fuerza de una caricia, la belleza del contacto físico. El deseo sigue intacto, con otro ritmo y otro tono, pero igual de vital para tu salud. No lo dejes morir.

Aprende a utilizar el descanso, la autocompasión y los cuidados, para llevar una vida lo más digna posible y que, al final del camino, podamos mirar atrás con la tranquilidad de haber vivido una vida buena y haber contribuido no solo a nuestro propio bienestar, sino al de los demás.

Y cuando llegue el día de la trascendencia del último viaje, la asumamos con serenidad, la del que sabe que ha vivido una vida que ha valido la pena.

Nuestra huella en el mundo está ahora presente, y la muerte no es el final, sino solo el camino de la trascendencia, que nos da la oportunidad de dejar un legado que inspire a las generaciones venideras a vivir con plenitud y significado en este planeta igualmente necesitado de cuidados y mimos.

Baby boomers en España y su educación sexual

Como conferenciante y tallerista especializada en envejecimiento, mi objetivo en charlas y talleres es compartir información precisa y actualizada para romper con los tabúes y mitos sobre la sexualidad en esta etapa de la vida.

Sabemos que la generación del *baby boomers* en España, nacida entre 1956 y 1975, creció bajo una educación muy restrictiva. La herencia del franquismo, con su férreo control social y moral sobre la sexualidad, especialmente en la vejez, y la gran influencia de la Iglesia católica marcaron profundamente la visión y la manera de sentir y afrontar este tema.

Se internalizaron ideas limitantes, como que el sexo solo era válido dentro del matrimonio y con fines reproductivos; que el placer era un tabú, y que la práctica debía ser coital, especialmente para las mujeres. Además, se condenaba la masturbación y la homosexualidad, y había una falta de educación sexual y control de la información a través de la censura.

Fue una época en la que se reprobó y tildó este tipo de placer como algo negativo fuera de la reproducción y el matrimonio, con normas de conducta muy represivas y restrictivas. Entender el sistema cultural en el que fueron criados y socializados los miembros de esta generación, los mayores de nuestra actualidad, es clave en nuestro país para ayudar a estas personas a superar los sentimientos de culpa y vergüenza que a veces experimentan en este terreno. También es fundamental para abordar las dificultades que tienen para expresar sus deseos, la falta de información y el retraimiento al tratar estos temas.

Aunque los códigos sexuales de aquella época fueron limitantes, pues la visión represiva y controladora del franquismo marcó una época difícil y oscura en la historia de la sexualidad en España, no debemos olvidar que en el presente también existen normas y restricciones que marcan y limitan la sexualidad, como se verá en capítulos posteriores.

Históricamente, la sexualidad de los mayores ha sido relegada a los rincones más oscuros de la sociedad, envuelta en tabúes y prejuicios; sin embargo, a medida que la esperanza de vida aumenta y las personas mayores se vuelven más activas y saludables, la necesidad de una educación sexual adecuada en esta etapa de la vida es más evidente que nunca, poniendo de manifiesto la gran realidad de este colectivo de personas.

Hoy en día, constituye un tema de investigación y discusión muy activo, en donde no hay dudas sobre el hecho de que las personas mayores continúan experimentando deseo y satisfacción sexual, y que existen diversas formas de expresar la sexualidad en esta etapa de la vida.

Es importante que tanto el individuo en particular como la sociedad en general adopten una actitud abierta y positiva hacia la sexualidad en la vejez, sin escandalizarse, reírse, criticarla o evitar hablar de ella. Debemos aprender a vivirla como algo natural y cotidiano.

Esto implica tomar conciencia de la diversidad de experiencias sexuales que se pueden tener hasta el final de nuestros días, combatiendo los estereotipos negativos y creando entornos que apoyen esta realidad del mundo actual, donde lo más natural es que todos vivamos treinta años más a partir de los sesenta. La educación sexual en la vejez es un asunto complejo y desafiante, pero esencial para garantizar que los mayores tengan acceso a información precisa y actualizada sobre su salud sexual y puedan tomar decisiones informadas sobre ello.

Las personas mayores, como marineros experimentados, saben que el agua es símbolo de la vida y la purificación, y que en este viaje se nos invita a sumergirnos en nuestras emociones y a disfrutar de cada momento que experimentamos a lo largo de este hermoso recorrido en el que se hace realidad la idea de que la edad es tan solo número y donde la alegría es nuestra brújula.

Juntos, podemos construir un mundo donde la sexualidad sea celebrada en todas las etapas de la vida, sin excluir a aquellos de mayor edad, quienes tienen todo el derecho y el potencial para disfrutar de los placeres de la vida sin remordimientos ni intimidaciones. El goce del alma no entiende de límites.

CAPÍTULO 10

¡Rompiendo mitos!

Sin tabúes después de los 50

> *La promiscuidad sexual es la propina*
> *con que la sociedad aquieta a sus esclavos.*
>
> NICOLÁS GÓMEZ DÁVILA
> (*Escolios a un texto explícito*)

El galeón de la vida navega imponente por la mar serena de la madurez, hacia la vejez. Y a bordo, su tripulación, algo más curtida por las olas del tiempo, se ha ido dando cuenta de que es el guardián de preciosos patrimonios, que pueden ser mantenidos hasta el final de la vida.

El deseo está lejos de apagarse con el paso de los años y se transforma en un fuego radiante, cálido y profundo que, si se acompaña de una cierta libertad sexual, se convierte en un derecho compartido de placer, gozo, deleite y dicha, siempre que se pueda y se dé la oportunidad.

Pero esta materia de nuestra vida, a su vez, conlleva serias responsabilidades, que deben ejercerse con competencia, compromiso y sensatez, teniendo en cuenta las necesidades y deseos de la otra persona, así como los propios.

No se trata de una cuestión de libertinaje sin ningún tipo de limitación, sino de una conquista consciente y responsable, y, ante todo, divertida y saludable, como es el derecho que hasta ahora ha sido negado de que los mayores también pueden gozar de una sexualidad activa hasta el final de sus días.

Al abordar temas de salud y bienestar, es fundamental apoyarse en valores clave para una comunicación clara y efectiva. Estos valores incluyen:

- **Respeto hacia uno mismo y hacia los demás,** lo que necesariamente implica aceptar y valorar los propios deseos y necesidades, así como los de las otras personas, sin imponer nada.
- **Autonomía,** es decir, tener la capacidad para tomar decisiones propias sobre nuestra vida sexual, sin presiones, coacciones, miedos o pudores, buscando la actividad sexual, si es que nos apetece, que más encaje con nuestra manera de ser.
- **Comunicación,** el saber expresar los propios deseos y necesidades de forma clara y honesta es primordial, así como escuchar y respetar las declaraciones de los demás.
- **Honestidad,** pues hay que ser suficientemente sincero con uno mismo y con los demás sobre nuestros propios deseos y necesidades, teniendo muy presente la realidad de la que se parte. Como señalaba Ortega y Gasset (1914-1987), «la vida es también nuestras circunstancias y, si no las salvo a ellas, no me salvo yo».

Por tanto, en este viaje de la vida, cada uno de nosotros, a modo de pasajero, tiene su propia historia, con una perspectiva única y una mochila llena de batallas, duelos y mitos que ha ido aprendiendo e interiorizando con el paso de los años. Una serie de ideales que, por fortuna, al ser aprendidos culturalmente, pueden desaprenderse y ser mejorados en lo esencial, en aras de una vida sexual saludable.

El surgimiento de realidades libres de estereotipos

No nos engañemos; no olvidemos que los viejos moldes, los estereotipos y las normas que tenemos en la cabeza sobre la edad y la sexualidad no solo son ideas superficiales, sino que representan barreras profundamente arraigadas que obstaculizan el bienestar y la libertad de esas mismas actividades en la vejez. Y este no es precisamente un tema baladí.

Estos mitos, disfrazados de «normalidad» o «realidad», estigmatizan y discriminan, relegando a los adultos mayores a un ostracismo sexual injustificado. Y ya es hora de darle un giro de 180 grados a nuestra manera de pensar, descubriendo juntos cómo vivir mejor, sin etiquetas y estigmas, disfrutando de la vida de una manera más auténtica y libre.

A continuación, nos embarcaremos en un viaje de autodescubrimiento, abrazando la vida con autenticidad y transparencia, desmontando algunos de estos principales patrones o modelos sobre estos temas, como los que siguen:

- **Los abuelos no tienen deseo sexual.** La libido no tiene fecha de caducidad. Si bien es cierto que la frecuencia e intensidad del deseo pueden variar, el apetito sexual no se extingue con la edad. Por otro lado, la menopausia y la andropausia, por ejemplo, son procesos naturales que pueden afectar la respuesta sexual, pero no la eliminan.

- **El sexo en la vejez es aburrido.** La experiencia y la seguridad en uno mismo pueden convertir la vida sexual en una aventura aún más placentera, y además la exploración de nuevas prácticas, la comunicación abierta y la confianza en la pareja son claves para una vida sexual colmada de alegrías.

- **Es peligroso tener sexo después de los 60.** Para nada. Siempre que se tomen las medidas de precaución necesarias, como la protección contra enfermedades de transmisión sexual (ETS), no hay riesgos asociados a la actividad sexual en la tercera edad. De hecho, el sexo puede ser beneficioso para la salud física y mental.

- **Las personas mayores no necesitan intimidad.** El contacto físico, las caricias, los abrazos y la expresión del afecto son tan importantes como el coito o más en estas edades, cuando la sensibilidad se encuentra más desarrollada. No hay que olvidar que la intimidad fortalece el vínculo afectivo entre las parejas, aumenta la autoestima y reduce el estrés.

- **Los órganos sexuales fallan en la vejez.** Los órganos sexuales siguen funcionando correctamente, aunque con algunas modificaciones naturales, fruto de los cambios físicos que el cuerpo experimenta, pero que no tienen por qué excluir al mayor de la sexualidad, ya que, con la estimulación adecuada y una buena comunicación entre la pareja, la vida sexual puede ser muy placentera.

- **Los mayores no necesitan pareja.** La compañía y la intimidad son necesidades humanas que no se extinguen con la edad; de hecho, una pareja estable y afectuosa nutre su vida en todos los aspectos. Es más, hay numerosos estudios (NIH, 2024) que demuestran que, en las etapas avanzadas de la vida, se necesitan mucho más las caricias y el sexo que en otras anteriores.

- **El sexo en la vejez es menos intenso o inexistente.** La intensidad del placer sexual no depende únicamente de la edad, ya que la confianza, la comunicación y la exploración de nuevas sensaciones pueden llevar a experiencias increíbles y depende mucho de las personas, de su evolución personal, formación y educación.

- **Los mayores no tienen autoerotismo (masturbación).** Es una práctica aceptable y saludable que forma parte de la sexualidad humana, que no es ni adictiva ni la debilita; estas son falsas ideas que proceden de otros siglos. No causa problema alguno para la salud y no afecta al desarrollo normal; es una forma sana de adentrarse en la sexualidad, tanto en el hombre como en la mujer, solos o en pareja, y autocomplacernos. Recordemos, además, el dicho: «Órgano que no se utiliza, órgano que se atrofia».

- **El punto G es el único punto de máximo erotismo en la mujer.** Si bien es cierto que el punto G puede ser una zona de placer para algunas mujeres, no es la única ni la más importante. De hecho, la estimulación del clítoris, así como de otras zonas erógenas, es también crucial en la vida sexual.

- **La virginidad da un valor añadido a la sexualidad femenina.** Hay que tener claro que la virginidad es una construcción social y cultural ligada a las creencias religiosas, sin base biológica, y que sin duda la actividad sexual no define el valor de una persona.

- **La mujer tiende con más frecuencia a la frigidez.** La frigidez no es una enfermedad. Las mujeres pueden tener diferentes niveles de deseo sexual y experimentar placer de diversas maneras. Por ello, aléjate de todos estos mitos y falsas creencias que, en realidad, solo sirven para aislarte, avergonzarte y hacerte sentir mal con tus propios deseos.

- **La menopausia es sinónimo de pérdida del deseo sexual.** Afortunadamente, cada día las mujeres nos manejamos mejor con todo el conjunto de prejuicios y mitos en relación con este tema. Durante la menopausia, las mujeres experimentan cambios hormonales y físicos, no hay duda, pero, a pesar de estos cambios, la necesidad de contacto físico, caricias y expresiones de afecto no disminuye. De hecho, podría decirse que se vuelve aún más crucial.

- **La repulsión hacia la sexualidad con los mayores.** Uno de los prejuicios más dañinos sobre la sexualidad en la vejez es la idea de que besar, amar o tocar a una persona mayor puede producir asco o repugnancia. Esta falsa creencia genera en muchos adultos mayores tristeza y malestar a nivel emocional y social. Sin embargo, hemos de apuntar como recordatorio que, en muchas ocasiones, estos pueden cuidar su salud, su aspecto y su bienestar mucho más que los jóvenes. Aunque no gocen de la misma energía o vitalidad, los mayores pueden tener un aspecto igualmente cuidado, deportivo y sano. La juventud no es garantía de salud, y a veces un joven puede contagiarte de una enfermedad con mayor facilidad que una persona mayor que vela por su salud.

Comenzar a abordar estos temas con mayor aceptación supone un cambio positivo que beneficiará a la sociedad en su conjunto. Al crear un entorno más comprensivo y abierto, podemos garantizar que todas las personas, independientemente de su edad, disfruten de una vida plena y significativa hasta el final de sus días.

Por eso, cuida tu salud, porque una buena salud física y mental es fundamental para gozar de una vida sexual plena. Sigue una dieta saludable, realiza ejercicio regularmente y mantén un control médico adecuado, sin olvidar nutrir también tu discurso interno, que debe estar lleno de pensamientos de esperanza, confianza y alegría.

Y así, en alta mar, sintiendo la brisa marina que aviva las velas de nuestro viejo galeón, nos dirigimos hacia un futuro donde la vejez sea celebración de la vida en todos sus aspectos y guarida de los mayores tesoros que nos quedan por descubrir.

CAPÍTULO 11

Llamas del deseo
Erotismo en el galeón de la edad

Encuentro en mi vida millones de cuerpos.
De esos millones puedo desear centenares,
pero, de esos centenares, no amo sino uno.
El otro del que estoy enamorado
me designa la especificidad de mi deseo.

ROLAND BARTHES
(*Fragmentos de un discurso amoroso*)

Sabemos ya que los años dorados, lejos de ser una etapa de quietud y resignación, dan paso a una sexualidad consciente y plena hasta el último aliento, siempre que arriemos la bandera del erotismo en lo más alto del mástil, ondeándola con orgullo y vigor; esa misma bandera que representa a los que aprenden que en la vida hay fundamentalmente que fluir con los cambios.

El gran galeote, como barco pirata que navega contra corriente, simboliza la rebeldía ante las normas establecidas y permite que sus marineros de mayor edad desafíen alto y claro los estereotipos, rompiendo las cadenas de la vergüenza, reivindicando el placer como derecho a cualquier edad y celebrando la inmensa suerte de estar vivos un día más.

Placer y rebeldía:
Redefiniendo el erotismo en la vejez

La sexualidad en la vejez es una dimensión compleja, pero a la vez es diversa y llena de posibilidades si pensamos en atravesar senderos de conocimiento diferentes a los de nuestra juventud. Estos temas salen continuamente en las charlas y talleres que organizo, y por eso es importante ofrecer herramientas para poder superar estos obstáculos, que suelen ser, por un lado, las disfunciones físicas, sabiendo que hoy en día existen muchos recursos para ayudar a superarlas y para no abandonar estos espacios de placer, y, por otro, los prejuicios sociales y mitos, los cuales hay que desterrar y alejar de nuestra vida definitivamente.

Hay que buscar y apreciar todo tipo de información, ya que la falta de la misma juega malas pasadas en muchos sentidos, incluido el de la salud. Porque al final el deseo, lejos de apagarse, se convierte en una fogata que arde con suave intensidad, iluminando los rincones más íntimos del ser. Rincones que quizás todavía no habías ni explorado en tu juventud y que, como fuerza motriz, continúan impulsando nuestras acciones y emociones también durante este periodo de longevidad.

El deseo está ahí, por mucha vergüenza o pereza que dé, y debemos desempolvarlo de ese rincón al que en ocasiones se relega, sobre todo en la vejez, por cuestiones personales y culturales.

Lo único que ha pasado es que se ha ido transformando y se ha adaptado a las nuevas realidades que tu cuerpo le ha ido imponiendo, pero sigue siendo un componente esencial de la vida, aunque esté durmiente, callado o atrapado en un rincón sin salida.

Y es por culpa de los prejuicios, mitos y tabúes que se ha aparcado en un lugar recóndito de nuestro interior, abandonado a su propia suerte, dormido o silenciado.

La sexualidad en estas etapas de la vida cede paso al erotismo y la sensualidad, y se manifiesta de diversas maneras: en la caricia tierna, en la mirada profunda, en la palabra sugerente, en la complicidad compartida, donde cada gesto, cada roce, cada susurro se convierten en una invitación a explorar la vida y la pasión sin tabúes, miedos o vergüenzas, descubriendo otras dimensiones que no tienen por qué estar relacionadas con prácticas sexuales que, con la vejez, igual ya no son posibles, como las «coitocentristas». Existen otras muchas formas de expresar placer, desde el contacto físico tierno hasta la exploración de zonas erógenas menos conocidas, con todo lo que sea capaz de estimular la imaginación.

Ello constituye una nueva oportunidad de replantearse la vida sexual, no tanto con un fin exclusivamente reproductivo, biológico o animal, sino para adentrarse en otros terrenos de exuberancia, en la que nos toca una parte de nuestra esencia vital, sin necesidad de ir en contra de los cambios físicos que la edad impone.

Son las armas secretas para reavivar la pasión en la vejez, aprendiendo a desarrollar la vida sexual con artrosis de rodilla, tensión alta, diabetes o alergias estacionales, aunque nadie hable de esto último, porque no vende de la misma manera que una escena erótica con los «limones del caribe».

El erotismo, como experiencia humana universal y multifacética, ha sido explorado por numerosos pensadores a lo largo de la historia, que nos han dejado importantes aprendizajes. Tres de ellos nos ofrecen miradas distintas pero complementarias sobre esta experiencia fundamental de la vida, el erotismo: Simone de Beauvoir, Georges Bataille y Octavio Paz.

Simone de Beauvoir, una de las filósofas existencialistas más influyentes del siglo XX, en su obra *Segundo sexo* (1949) ofrece una definición provocadora: «Hay en el erotismo una revuelta del instante contra el tiempo, de lo individual contra lo universal; al querer canalizarlo y explotarlo, se corre el riesgo de matarlo». Para ella es, sin duda, una experiencia fugaz y rebelde que se opone a las estructuras sociales y las normas establecidas.

Georges Bataille, escritor y filósofo francés, es otro de los destacados exploradores de las dimensiones más oscuras y transgresoras. En sus obras *El erotismo* (1957) y *Las lágrimas de Eros* (1961), lo concibe como una fuerza vital que busca la disolución de los límites individuales y la conexión con el otro y lo sagrado; una experiencia límite que nos confronta con la finitud y la muerte. Y nos revela un aspecto fundamental de la experiencia humana: nuestra capacidad de poder disociar el sexo de la reproducción. Esta característica distintiva permite experimentarlo en toda su amplitud y nos diferencia de las otras especies del planeta que no pueden realizar tal liberación del acto sexual, permitiéndonos explorar un universo de sensaciones y significados más allá de la mera procreación.

Es lo que Guidenss (2006) denomina la «emergencia de la sexualidad plástica», que es para él una sexualidad descentrada y liberada de las necesidades reproductivas, a lo que sin duda contribuyeron los anticonceptivos, teniendo un papel crucial en la sexualidad más libre y autónoma y favoreciendo la liberación de la mujer.

Recordemos que durante siglos los amantes habían probado toda clase de trucos para evitar un embarazo. Desde caca de cocodrilo en el Antiguo Egipto hasta aceite de cedro, recomendado por Aristóteles, y el método de Casanova de usar medio limón como capuchón cervical.

Por su parte, Octavio Paz, poeta y ensayista mexicano, profundiza en la dimensión cultural y simbólica. En sus obras, como en *El arco y la lira* (1956), vincula el erotismo con la creación artística y la búsqueda de la trascendencia; de hecho, para él, el cuerpo y el deseo son elementos fundamentales de la experiencia humana y están íntimamente ligados a la construcción de la identidad y la cultura.

En *Un más allá erótico: Sade* (1994) ahonda sobre la trascendencia que el erotismo permite con respecto al nivel físico y considera que lo eleva a la categoría de experiencia estética y espiritual, donde prevalece la búsqueda de lo absoluto y un poder ir más allá de lo mundano.

Y en el poema «Cuerpo a la vista» nos ilustra a la perfección sobre estas ideas, describiendo un cuerpo como un paisaje a explorar, un espacio de sensaciones y emociones que va más allá de lo estrictamente sexual. A través de sus versos, Octavio Paz nos sumerge en un universo erótico donde el tiempo se detiene y los sentidos se agudizan.

Y las sombras se abrieron otra vez y mostraron un cuerpo:
tu pelo, otoño espeso, caída de agua solar,
tu boca y la blanca disciplina de sus dientes caníbales, prisioneros
[en llamas,
tu piel de pan apenas dorado y tus ojos de azúcar quemada,
sitios en donde el tiempo no transcurre,
valles que sólo mis labios conocen,
desfiladero de la luna que asciende a tu garganta entre tus senos,
cascada petrificada de la nuca,
alta meseta de tu vientre,
plata sin fin de tu costado.
tus ojos son los ojos fijos del tigre
y un minuto después son los ojos húmedos del perro.
Siempre hay abejas en tu pelo.

Cada uno de estos autores aporta una pieza al rompecabezas del erotismo. Beauvoir nos habla de la libertad; Bataille, de la trascendencia, y Paz, de la creación. Juntos nos ofrecen una visión más completa y rica de esta experiencia humana universal.

¿Te identificas más con la rebeldía de Beauvoir?, ¿con la profundidad de Bataille?, ¿o con la poesía de Paz? No hay una única respuesta correcta, ya que es una experiencia personal y subjetiva que cada uno de nosotros vive y siente de manera única.

Los tres pensadores, cada uno desde su perspectiva, nos invitan a reflexionar sobre la naturaleza compleja y multifacética del erotismo. Un regalo invaluable en la vida del ser humano, fruto de la capacidad de nuestro cerebro y su infinita creatividad para reinventarse. Un tesoro por el que debemos estar profundamente agradecidos, y que merece ser cultivado y desarrollado para enriquecer nuestra vida, especialmente en las etapas finales de la misma.

Más allá de los 50:
Un nuevo capítulo de deseo y plenitud

Imagina un jardín que, tras un largo invierno, florece con una exuberancia renovada. Los colores son más intensos; los aromas, más embriagadores. Así es el deseo a partir de los 50: toda una explosión de sensaciones que renacen transformadas por la experiencia y la sabiduría.

Cumplir esa edad marca el comienzo de nuevos capítulos en la vida de muchas personas. Los hijos han volado del nido; las carreras profesionales han alcanzado su madurez, y el cuerpo, aunque con sus propias marcas, sigue siendo un templo de sensaciones. En este nuevo escenario, el deseo se reaviva con una intensidad inesperada.

Recuerdo el testimonio de una mujer de alrededor de 59 años que asistió a uno de mis talleres sobre estos temas. En un momento dado, expresó cómo se sintió tras la menopausia, con tantos cambios como había traído a su cuerpo de mujer, pero también cómo percibió entonces una renovada conciencia de sí misma. «Al principio, pensaba que el deseo era cosa del pasado, pero pronto descubrí que era solo el comienzo de un nuevo viaje», confesó.

El erotismo en esos momentos comienza a ir más allá de la mera satisfacción física y realiza un viaje interior, una exploración de la propia identidad y una conexión más profunda con la pareja, utilizando un lenguaje que trasciende las palabras, expresado en caricias, miradas y susurros.

Con la edad, la vida sexual puede volverse mucho más gratificante, intensa y sublime, pues se aprende a disfrutar de los detalles, de lo lento, del paladear y degustar del sexo, más consciente y delicado, pero con el mismo éxtasis y placer que en cualquier otra etapa de la vida, y con las mismas ganas y deseos, por supuesto.

La sociedad, como hemos visto, a menudo presenta una visión estereotipada de la sexualidad a cierta edad, asociándola con la decadencia y la pérdida de vitalidad; sin embargo, cada vez más personas están desafiando estos estereotipos y reivindicando su derecho a disfrutar de una vida sexual plena y satisfactoria.

Como el erotismo es un ámbito profundamente personal e íntimo, cada individuo lo vive de manera única e intransferible, siendo conscientes de su diversidad. Este puede ser entendido como energía misteriosa y cautivadora que nos ha acompañado a la humanidad desde sus inicios, y que, a lo largo de la historia, se ha expresado de formas asombrosas y maravillosas, en el arte, la literatura, la pintura y otras muchas manifestaciones que tengan que ver con la creatividad y la pasión de vivir.

Se trata de una experiencia multisensorial que va más allá de lo meramente sexual y que se convierte en un juego de seducción, roce de pieles y susurros al oído, para producir la alquimia del deseo sexual, que transforma un encuentro casual en un momento inolvidable de pasión y frenesí.

El erotismo, lejos de ser una noción estática, es una experiencia en constante evolución, moldeada por factores internos y externos. Según M.ª Teresa Hurtado (2012), el erotismo es una actitud hacia la vida que busca el placer y la conexión. Sin embargo, como señala Salgado (2014), esta experiencia no se limita a la esfera individual, sino que se construye en relación con los demás. La sociedad, la cultura y, en la actualidad, la mercadotecnia influyen en nuestra percepción y expresión del erotismo.

Esta construcción personal, basada en la biología, vivencias y valores, se manifiesta de múltiples maneras, siendo la desnudez una de las más poderosas. A menudo asociada con la vulnerabilidad y la belleza natural, la desnudez se transforma en una experiencia erótica en función del contexto, las intenciones y los deseos individuales, moldeados por esa compleja amalgama de factores personales y culturales.

Para que esta experiencia sea plena y significativa, se requiere una conexión emocional profunda, basada en la confianza y la intimidad. El consentimiento mutuo, la exploración constante, la presencia plena y el respeto por los límites personales son elementos fundamentales que crean un espacio seguro donde ambos individuos pueden expresarse libremente.

A lo largo de la historia y en diversas culturas, el erotismo ha sido representado de muchas formas, desde el «amor romántico» hasta la «pasión desenfrenada». Sin embargo, su esencia radica en la capacidad de conectar con otro ser humano a un nivel profundo y significativo, en una desnudez total de su existencia vital.

En la sociedad contemporánea, el erotismo continúa evolucionando, adaptándose a nuevos contextos y desafiando las normas establecidas. Es fundamental que lo entendamos como una experiencia rica y compleja, que va más allá de los estereotipos y las reducciones simplistas, que podamos hacer cada uno de nosotros.

Más allá de la esfera sexual, puede ser una herramienta poderosa para mejorar el bienestar general, contribuyendo a una mayor sensación de satisfacción y felicidad, e incluso me atrevería a decir que puede reducir ciertos síntomas de depresión y ansiedad, y a mejorar la calidad de nuestro sueño.

Sin dudarlo, trasciende las barreras de la edad y el género, y al cultivarla en nuestras vidas podemos enriquecer nuestras relaciones, mejorar nuestro bienestar y vivir una vida más plena y satisfactoria hasta el último día de esta.

Explorando las dimensiones del erotismo a través de la edad

Lejos de ser un mero acto físico, el erotismo es un universo multidimensional que nos invita a explorar las profundidades de nuestro ser y a conectar con nuestra esencia más íntima.

En este viaje sensorial y emocional, tres dimensiones se entrelazan para crear una experiencia única y enriquecedora: la estética, la emocional y la simbólica.

Y aunque la testosterona esté más baja y los deseos no sean tan intensos como en la etapa de juventud, el erotismo salva la sexualidad en las últimas etapas de la vida y le devuelve su frescura y su capacidad de sentir placer, aunque no tenga ese aspecto salvaje y loco que pudo tener en la juventud, ¿o sí? En cualquier caso, no hay que avergonzarse de los propios deseos, se tenga la edad que se tenga.

Dimensión simbólica:
Descifrando los deseos después de los 50

La dimensión simbólica hace referencia al lenguaje del amor, de la seducción, del placer, de la desnudez en definitiva. Una comunicación y conexión emocional que puede tenerse, tengas la edad que tengas, y que no necesita en ocasiones de palabras. Es el erotismo que desprenden los cuerpos en su lenguaje corporal, en un frenesí erótico en donde estos se abren a lo desconocido.

Los besos, las caricias, las palabras susurradas al oído, las miradas cómplices, etc., son todos gestos simbólicos tan importantes en las edades avanzadas como en otras de juventud, o incluso puedo afirmar que más; con la ventaja de que ya no se tiene la necesidad imperiosa del dominio de la práctica coital, reproductiva, multiorgásmica o de frecuencias exageradas.

A partir de una cierta edad, comenzamos a darnos cuenta de que ya no hay que dar explicaciones a nadie, no hay comparativas ni rivalidades, y solo hay que buscar el placer de la mejor manera posible, con los achaques y cambios que el cuerpo haya tenido. Quizás a veces se trata de un placer humilde, pero placer al fin y al cabo.

Todo ello hace que se vuelva una especie de lenguaje rico en misterios, alegorías y metáforas que trasciende lo exclusivamente carnal, para adentrarse en el descubrimiento de universos que apelan a la creatividad, variando en función de la formación cultural y el bagaje personal de cada individuo.

Es además un simbolismo universal que está presente en todas las culturas del mundo y que se expresa a través del arte, la literatura, la música y las tradiciones populares. Un lenguaje común que permite descifrar las fantasías, los miedos y los deseos más profundos que como humanidad hemos ido desarrollando a lo largo de los siglos y, de alguna manera, conectarnos con ese pasado ancestral.

Los objetos y los gestos adquieren una dimensión más profunda y penetrante, transformándose en representaciones de deseos, frenesís, fantasías y emociones. De tal manera que un simple beso puede convertirse en una declaración de amor eterno, mientras que una mirada furtiva puede encender la llama de una pasión prohibida y secreta.

Esta es una oportunidad para descubrir y comprender mejor la sexualidad humana de manera más libre, menos marcada por los códigos hegemónicos imperantes con respecto a la sexualidad que cada época tiene.

Al evocar sentimientos y activar los sentidos, a través de la cascada de fantasías, se crea una atmósfera de pasión y estimulo que permite la sexualidad entendida de una manera más abierta y menos rígida y encorsetada, que apela a los instintos más básicos y profundos del ser humano.

Los símbolos eróticos, esas imágenes y objetos que encienden nuestra pasión, no son simples adornos o fantasías pasajeras, en realidad se nutren de arquetipos poderosos, figuras universales que han fascinado a la humanidad durante siglos y que habitan en lo más profundo de nuestro inconsciente colectivo.

El reconocido psicólogo suizo Carl Jung, una figura clave en la psicología analítica, estudió el tema de los arquetipos, que son patrones universales que forman parte de ese imaginario colectivo y que influyen en muchos aspectos de la experiencia humana, incluyendo, sin duda, la sexualidad y las dinámicas del erotismo.

Estos arquetipos sirven como herramienta para comprender el simbolismo del erotismo en sus diversas motivaciones inconscientes, que subyacen en nuestros deseos, atracciones y gustos eróticos, y que, sin ser determinantes, interesa conocer.

Entre los arquetipos que Jung identificó, se encuentran algunos que pueden ser muy interesantes para comprender este tema:

- **El Amante**. Este arquetipo representa el deseo, la pasión y la atracción. Se asocia con la belleza, el placer y la búsqueda del amor, y se manifiesta en la atracción física, la búsqueda de experiencias placenteras y la conexión emocional con la pareja.

- **El Sabio**. Muestra el conocimiento, la sabiduría y la búsqueda de la verdad, y se manifiesta en la búsqueda de una comprensión profunda de la propia sexualidad, en la exploración de diferentes prácticas sensuales y en el deseo de conectar con la esencia de esta.

Tanto en este último arquetipo como en el anterior, la búsqueda del placer puede ir acompañada de una profunda exploración filosófica y espiritual de la sexualidad.

- **El Mago**. Representa la creatividad, la transformación y el poder personal, que se manifiesta en la capacidad de crear experiencias sensuales únicas y memorables, de explorar nuevas dimensiones del placer y de utilizar esto como herramienta para el crecimiento personal.

- **El Inocente**. Conecta con la pureza, la ingenuidad y la maravilla, con apertura a nuevas experiencias, en la capacidad de disfrutar de la está de forma espontánea y sin prejuicios, y en la búsqueda de la conexión con la naturaleza sensual del mundo.

Ambos, la creatividad y la espontaneidad, se complementan para generar experiencias sensuales únicas y transformadoras.

- **La Gran Madre Tierra (Gaia)**. Un símbolo de la maternidad, la fertilidad y la abundancia. En el erotismo, representa la búsqueda de seguridad, protección, nutrición y afecto.

- **El Guerrero Viril (Adonis)**. Encarnación de la fuerza, la masculinidad y la conquista. Simboliza la atracción hacia la potencia, la valentía y la pasión.

La combinación de estos arquetipos refleja la dualidad presente en muchas relaciones, donde se busca tanto la protección y el cuidado como la pasión y la aventura.

- **La Atractiva** (*femme fatale*). Representa el misterio, la seducción y el peligro. Es la atracción hacia lo prohibido, lo desconocido y lo emocionante, tan importante como elemento dentro del tema que estamos tratando.
- **El Ánima y el Ánimus.** Evoca la parte femenina del inconsciente del hombre, que se asocia con la intuición, la creatividad, la sensibilidad y la emoción. El Ánimus es la parte masculina en el inconsciente de la mujer. Se vincula con la lógica, la racionalidad, la acción y la voluntad. Se relaciona con el misterio, la sensualidad, la seducción y el peligro. Ambos representan la complementariedad en este terreno.

Los arquetipos ofrecen un marco para comprender la complejidad del erotismo humano, ya que cada uno de ellos aporta una perspectiva diferente sobre la forma en que experimentamos el deseo, la atracción y la conexión con los demás.

El erotismo sería, siguiendo a Jung, una experiencia arquetípica que conecta con patrones universales presentes en el inconsciente colectivo y que, como tal, no ayudan a comprender la complejidad de la atracción física, ni contribuyen a la búsqueda de la conexión emocional individual y con el mundo exterior que tiene el ser humano.

Estos patrones influyen en nosotros de la siguiente manera:

- **En el inconsciente.** Aquí es donde principalmente operan los arquetipos, influenciando nuestras emociones, pensamientos y comportamientos sin que nos demos cuenta, y se cuelan directamente en nuestra sensualidad, en lo que nos gusta, deseamos y admiramos.
- **En los sueños.** Los patrones también se manifiestan a través de símbolos en nuestros sueños y fantasías, e incluso en las obras de arte que nacen de la imaginación, y en este

terreno es fascinante ver las creaciones que el ser humano ha realizado admirando la belleza y disfrutando de ella.

– **En la atracción y la fascinación.** Nos sentimos atraídos e incluso fascinados por personas, situaciones u objetos que representan los arquetipos que están activos en nuestro inconsciente y que se forjan en la infancia y juventud, en el entorno en el que nos hemos criado.

– **En la proyección sobre los otros.** Proyectamos los arquetipos sobre los demás, dotándolos de características que en realidad corresponden a nuestra propia psique, mucho más que al sujeto al que se las atribuimos.

Al adentrarnos en el mundo de los arquetipos y el erotismo, abrimos la puerta a una comprensión más profunda de nosotros mismos y de nuestras relaciones con los demás y con la cultura y sociedad en la que vivimos, de la que no podemos escapar tan fácilmente, y menos a este nivel subliminal.

Esta dimensión de la sexualidad, que trasciende lo genital y lo reproductivo, conecta íntimamente con nuestro inconsciente, como señala Luis Carlos Rosero García (2013): «La reflexión teórica nos conduce a un terreno donde la pulsión y el lenguaje se entrelazan, nutriendo todas las posibilidades de lo erótico».

De ahí que el simbolismo sea un elemento tan importante que se sustenta y apoya en la sugerencia sutil, tenue, delicada; que no siempre tiene carácter explícito, y que resulta ser más efectivo que la representación directa. Una mirada insinuante, un roce accidental o una prenda que deja entrever la piel pueden ser más eróticos que una imagen explícita.

El significado que se les dé a estos símbolos variará de persona a persona, dependiendo de sus experiencias, preferencias y fantasías, y, afortunadamente, como pasa con la belleza, lo que resulta erótico para uno puede no tener el mismo efecto en otro. Esta diversidad es lo que lo enriquece y lo convierte en una experiencia personal y única.

A cualquier lado hacia el que dirijamos la mirada consciente se pueden encontrar símbolos eróticos en nuestra cultura occidental. Solo hace falta prestar un poco de atención para descubrirlos en los colores, las formas, las texturas, los aromas, incluso en el silencio. Y todos pueden convertirse en poderosos aliados para encender la llama del deseo, como ocurre con símbolos tan interesantes y apasionantes como los siguientes que rescato:

- **El color rojo.** Es el color de la pasión, la sangre y la vitalidad. Evoca la fuerza, la energía y la sensualidad.
- **Las flores.** Representan la belleza, la feminidad y la delicadeza. Las rosas rojas, símbolo clásico del amor y la pasión.
- **Los animales.** Desde el toro, símbolo de la virilidad, hasta la paloma, que representa la paz y la pureza, los animales han sido utilizados desde siempre para simbolizar diferentes aspectos de la sexualidad.
- **Las frutas.** Como la manzana, símbolo bíblico del pecado, la sensualidad y la tentación.
- **La Luna.** Con sus ciclos y su luz cambiante, se asocia con la feminidad, la fertilidad y los misterios de la noche.
- **El corazón.** Relacionado con el amor y la pasión.
- **Los labios.** Los labios rojos y carnosos son un clásico de la seducción, pues representan la sensualidad, la invitación al beso y al placer.
- **Las formas geométricas.** El triángulo, por ejemplo, representa la masculinidad y la penetración, mientras que el círculo representa la feminidad y la receptividad.
- **Las texturas.** La suavidad de la seda, la aspereza del cuero o la rugosidad de la arena pueden despertar diferentes sensaciones y emociones, intensificando el encuentro erótico.

Incluso los objetos más cotidianos pueden adquirir un significado erótico si se observan con la mirada adecuada. Un zapato de tacón, una lencería sugerente o una simple taza de café pueden convertirse en elementos de seducción si se utilizan con creatividad e intención.

Al final, lo más importante es que, valiéndose de estos símbolos, el ser humano expresa el deseo de fundirse con el otro, explorando un más allá de pasión y entrega en el cual los amantes se buscan intensamente como expresión personal y auténtica de su yo más profundo.

Un relámpago incendia nuestros corazones, desencadenando una pasión que los transforma en océanos embravecidos. En esta catástrofe íntima, los cuerpos se deshacen y se reconfiguran, buscando una unión que parece tan cercana y, a la vez, inalcanzable.

Sabiendo ya que no hay una fórmula mágica que funcione para todos, lo que realmente importa es que te sientas cómodo y seguro explorando tu propia sensualidad y la de tu pareja.

Dimensión estética:
Un festín para los sentidos a cualquier edad

El erotismo, como experiencia estética y como viaje profundamente subjetivo, permite que cada individuo construya su propio universo sensual de formas únicas y evocadoras, que pueden ir desde la contemplación de un cuerpo amado hasta la inmersión en una obra de arte. El erotismo activa nuestros sentidos, desatando una cascada de emociones que van desde la admiración hasta la pasión más intensa.

Esta experiencia estética es un mosaico de sensaciones y percepciones que cada uno compone a partir de su propia historia, experiencias, inseguridades, miedos, creatividad y sensibilidad, siempre un universo particular e intransferible.

Por otro lado, el erotismo supone un catalizador de la creatividad humana. La belleza, al despertar nuestros sentidos y emociones, nos impulsa a buscar nuevas formas de expresión. Desde la poesía y la música hasta las artes visuales y la danza, el erotismo ha sido una fuente inagotable de inspiración, dando vida a obras que conmueven y trascienden el tiempo.

La capacidad de transformar lo cotidiano en extraordinario, de encontrar belleza en lo inesperado, es una característica intrínseca de la experiencia erótica en su *ethos* estético. A través de los siglos, artistas, filósofos y poetas han explorado esta dimensión profunda, revelando su complejidad y su capacidad para transformar nuestra experiencia vital.

Es, en definitiva, una fuente inagotable de inspiración que ha dado lugar a algunas de las obras de arte más sublimes y maravillosas que se hayan podido contemplar a lo largo de la historia del mundo y, en concreto, de nuestra cultura occidental. Somos en este sentido auténticos constructores de belleza a través del catalizador del erotismo.

Desde las Venus prehistóricas, símbolos ancestrales de la fertilidad y la feminidad, hasta las obras de maestros como Tiziano, Kit Wood y Picasso, la pintura ha sido un lienzo privilegiado para plasmar el erotismo. Sus pinceles, cargados de sensualidad, dan vida a cuerpos que palpitan, miradas que arden y atmósferas que invitan a la entrega.

La escultura, por su parte, celebra la forma humana en toda su dimensión, en obras como el *David* de Miguel Ángel, un titán de mármol que encarna la belleza masculina idealizada y nos recuerda la perfección del cuerpo humano y su capacidad para despertar la admiración y el deseo erótico.

La música, con su lenguaje intangible y evocador, nos transporta a un terreno de emociones intensas, con melodías que susurran al oído, ritmos que aceleran el corazón y letras que hablan de amor, pasión y anhelo. La música erotiza nuestro sentir y puede tocarnos en lo más profundo.

Y lo mismo si nos referimos a la riqueza de la literatura, que ha desarrollado de todas las formas y maneras este tema humano, desentrañando los entresijos más íntimos y apasionantes del erotismo a través de la palabra escrita. Autores como Boccaccio en el *Decamerón*, Anaïs Nin en *Delta de Venus* y Charles Baudelaire en *Las flores del mal* han utilizado un lenguaje evocador para crear historias que despiertan la imaginación y los sentidos del lector.

En cuanto al cine, todos recordamos películas memorables en las que se utilizan imágenes, música y narrativas para crear experiencias sensuales que involucran al espectador en la historia. Largometrajes como *El último tango en París* de Bernardo Bertolucci, *Belleza robada* de Luchino Visconti y *Amélie* de Jean-Pierre Jeunet son ejemplos de cómo el cine puede explorar estos temas de manera poética y conmovedora.

Por otro lado, la danza, donde el cuerpo en movimiento puede comunicar emociones y sentimientos, pudiendo despertar nuestro erotismo o el del otro que nos ve bailar, constituye una forma de celebrar la belleza natural y normal del cuerpo humano en su individualidad y singularidad.

Los artistas contemporáneos continúan explorando la sexualidad y el deseo a través de su trabajo, desafiando tabúes y abriendo nuevas perspectivas sobre el cuerpo humano. La fotografía, la *performance*, la literatura y otras disciplinas se suman, aportando nuevas miradas y expresiones a este universo fascinante.

Al abrazar nuestro propio erotismo, nos conectamos con nuestra esencia más profunda. La edad no es un obstáculo para el placer, sino una oportunidad para explorar nuevas dimensiones de la sexualidad hasta el final de nuestros días.

Dimensión emocional:
Un viaje a las profundidades de la experiencia y la madurez

Para comprender la dimensión emocional del erotismo, hay que adentrarse en los sentimientos, las fantasías y las vulnerabilidades que se esconden detrás de cada mirada, cada roce y cada palabra.

Como experiencia multifacética y compleja, detrás de cada mirada, cada caricia y cada palabra se esconde un universo de emociones, deseos y fantasías que nos conectan con nuestra humanidad más profunda. Al comprender la complejidad de estas emociones, podemos apreciar la riqueza y el poder transformador del que este tiene en nuestra vida.

Se trata de emociones que, a partir de los 50, con la experiencia y la madurez, permiten disfrutar de una sexualidad más consciente y plena, y se resumen en las siguientes:

- **El amor**, uno de los grandes pilares. Sentimiento de afecto y conexión emocional con otra persona, que crea un ambiente de confianza y seguridad, permitiendo que las emociones florezcan sin inhibiciones. Es esa esencia que lo transforma todo en algo más profundo y significativo, ya que, cuando amamos a alguien, la experiencia erótica se vuelve aún más intensa, emocional y satisfactoria. Nutre el erotismo, aportándole significado, ternura y compromiso.

- **El deseo**, fuerza motriz constituida por la atracción intensa hacia otra persona, como un anhelo de contacto físico y cercanía emocional que puede ser espontáneo o surgir gradualmente con la interacción y el conocimiento mutuo.

- **La atracción**, esa chispa que despierta el deseo hacia otra persona, ya sea física, intelectual o emocionalmente, encendiendo la llama de la pasión.

- **La sugestión**, el arte de lo implícito, donde el lenguaje corporal, las palabras susurradas y la mirada insinuante crean una atmósfera de misterio y anticipación.

- **La excitación**, como respuesta fisiológica y emocional al erotismo. Se manifiesta a través de cambios en la frecuencia cardíaca, la respiración y la temperatura corporal, y entonces, cuando la excitación se intensifica, la experiencia sensual llega a su máximo apogeo.

- **La pasión**, una emoción intensa y arrolladora que consume a los amantes en un estado de entrega total, donde las inhibiciones se desvanecen y la conexión se vuelve profunda e inquebrantable.

- **La intimidad**, como conexión emocional profunda que se establece entre dos personas y que genera una cercanía y una confianza que llevan a compartir vulnerabilidades y deseos sin miedo al rechazo.

- **El placer**, que, sin duda, constituye la culminación del erotismo. Es la sensación física y emocional de satisfacción y deleite que se experimenta durante la actividad sexual.

El placer puede ser intenso y duradero, dejando una sensación de bienestar y plenitud.

– **La confianza mutua**, que se erige como el cimiento sobre el que se construye la libertad en la experiencia erótica. Al sentirnos seguros y confiados en la persona amada, nos permitimos entregarnos sin reservas, disfrutando de la experiencia de manera plena y libre. Esta confianza nos libera de miedos y vergüenzas, conduciéndonos a explorar nuestra sensualidad con autenticidad y pasión.

– **La fantasía**, que es una especie de ingrediente mágico que da rienda suelta a nuestros deseos más íntimos y nos permite explorar escenarios eróticos sin límites. Es un espacio donde podemos ser nosotros mismos sin inhibiciones, donde podemos dejar volar nuestra imaginación y crear experiencias únicas e inolvidables. La fantasía enriquece la vida sexual, aportando variedad, emoción y sorpresa. Es el poder de la imaginación que, como bien dice Iacub (2019), «excita y enciende el deseo». Una oportunidad para explorar fantasías íntimas y llevar la experiencia a un nuevo nivel de intensidad.

– **El juego**, donde la diversión es esencial para mantener la llama de la pasión viva. Jugar con los sentidos, bromear con picardía y experimentar con nuevas sensaciones pueden convertir la experiencia erótica en algo aún más placentero y memorable. El juego genera espontaneidad, alegría y frescura a la relación. Los juegos de seducción aportan dinamismo, sorpresa y placer a la experiencia. Narraciones, descripciones, juegos de roles, disfraces, juegos de mesa eróticos…, hay un sinfín de posibilidades para explorar.

– **El consentimiento**, un pilar fundamental del respeto, sobre el que se basa la relación. Es importante respetar los límites y deseos de cada persona, creando un espacio seguro y confortable donde ambos puedan disfrutar plenamente de la experiencia. El consentimiento mutuo garantiza una interacción sana, basada en la confianza y el respeto entre sí.

- **La comunicación abierta y honesta** es muy relevante para una experiencia erótica satisfactoria. Hablar sobre nuestros deseos, fantasías y límites nos permite conectar con nuestra pareja a un nivel más profundo y crear una experiencia personalizada y placentera para ambos. La comunicación efectiva fortalece la confianza, la intimidad y la complicidad en la pareja.

- **El respeto**, como base de una relación saludable y duradera. Se ha de tratar a la pareja con cariño, consideración y cuidado, creando un espacio en el que ambos se sientan seguros, valorados y amados. El respeto fomenta una relación sana y duradera, donde el erotismo se disfruta con confianza y sin miedo.

- **La sorpresa**, que actúa como un regalo inesperado que enriquece la experiencia erótica, aportando un toque de emoción y novedad. Un gesto romántico, un cambio de escenario o una vivencia inesperada pueden encender la llama de la pasión y reavivar el deseo en la pareja. La sorpresa nos invita a salir de la rutina y a adentrarnos en nuevos territorios de placer y sensualidad.

- **La seducción**, un aspecto fascinante de las relaciones humanas. A lo largo de la vida, experimentamos diferentes formas de seducción: desde la pasión ardiente de la juventud hasta la sutileza y la conexión profunda en la madurez. La seducción no se limita al ámbito romántico, ya que puede manifestarse en la amistad, la creatividad y la exploración del mundo; sin duda, es un recordatorio de nuestra vitalidad y nuestra capacidad para conectarnos con otros seres humanos.

La seducción es un viaje conceptual y fascinante donde se entrelazan el deseo y el erotismo, de ahí su importancia. Involucra las miradas, gestos, palabras y emociones que buscan despertar el interés y la atracción en el otro, creando una atmósfera propicia para la intimidad y el placer. Y muchas veces, incluso en la vejez, podemos encontrar momentos de seducción en una sonrisa, una conversación interesante o un gesto amable, deseos silenciados o ganas de vivir una pasión.

Se trata de un arte que trasciende las edades y las circunstancias. Nos invita a estar presentes, a apreciar la belleza y a celebrar la vida en todas sus etapas

En mis charlas, he tenido el privilegio de escuchar a personas de distintas generaciones que comparten sus experiencias y reflexiones sobre estos temas, y recuerdo especialmente una anécdota que siempre permanece en mi memoria.

En una de mis conferencias, entre las luces tenues y el murmullo de la audiencia, una señora de más de ochenta años levantó la mano. Su cabello plateado y su mirada vivaz atraparon nuestra atención. Con una sonrisa nostálgica, compartió su sentir: «Lo que más echo de menos es precisamente la seducción y ese punto de excitación que produce en la vida, y de ganas de vivir».

La sala quedó muda. ¿La seducción? ¿En una etapa de la vida en la que muchos creen que el fuego de la pasión se ha apagado? Pero ella continuó, y sus palabras resonaron en todos nosotros.

Habló de las miradas cómplices, de risas compartidas y de pequeños gestos que encendían el corazón. Para ella, la seducción no era solo un juego amoroso, sino una forma de estar vivo, de conectarse con otros seres humanos y, sobre todo y más importante, de mantener activa su vida sexual de alguna manera, a pesar de los años.

En esos momentos, la edad se desvanecía, pero la esencia misma de su vitalidad interna brillaba con intensidad.

Así, en medio de la conferencia, aprendimos que la seducción no tiene fecha de caducidad. Es un arte que trasciende las arrugas y las canas, que nos recuerda que la pasión y la conexión humana son eternas. Y mientras escuchábamos sus palabras, todos nos sentimos un poco más vivos.

De ahí que el erotismo y la seducción sean siempre un recordatorio de nuestra humanidad compartida, de nuestra capacidad para emocionarnos y conectar con los demás, sin importar cuán-

161

tos años hayan pasado desde nuestro primer beso, abrazo y relación amorosa.

La dimensión emocional es, pues, el alma del erotismo, el ingrediente que lo diferencia de la mera satisfacción física, y es en este viaje a las profundidades del alma donde encontramos su verdadera esencia: la conexión con el otro, la confianza mutua, la libertad para explorar y la emoción de la sorpresa.

Y se convierte, en cierto sentido, en una especie de vulnerabilidad emocional que, según Myrian Verónica Pérez Carbajal (2015), se manifiesta fundamentalmente en la desnudez, que no es solo física, sino también emocional, ya que, al despojarnos de todo lo superficial que nos rodea en la vida, nos encontramos con la esencia, con lo más auténtico de nuestro ser y del erotismo en sí mismo: «La desnudez erótica pone en cuestión la racionalidad humana, mediante su fuerza desgarradora en el instante decisivo en que dos seres se aman profundamente».

Las tres dimensiones de las que hemos hablado (simbólica, estética y emocional) no existen de forma aislada, sino que se entrelazan y se complementan, creando una experiencia única y personalizada, que nos permite vivir el erotismo y la sexualidad en la vejez de manera mucho más tranquila y confiada.

De ahí que, en la vida de muchos de nosotros, el erotismo continúe siendo un mar abierto a la aventura, donde el placer y la pasión son los tesoros más preciados y donde cada uno encuentra su camino, tal y como su cuerpo y su mente le van pidiendo en cada momento y ocasión, respetando siempre la situación de la que se parte.

Al igual que las gaviotas que planean sobre las olas, frente a nuestro barco, llevando nuestros deseos a lugares insospechados, también este viaje continúa siendo un navegar hacia lo desconocido, donde el placer es la recompensa y la pasión es nuestra guía, y cada encuentro se configura como una auténtica obra de arte, única e irrepetible, en la insoportable levedad de la vida, como diría Kundera (1985).

CAPÍTULO 12

Playa Sensualidad

El paraíso de la vida en todas las edades

> *No es sensual quien quiere,*
> *sino quien puede,*
> *y solo puede serlo una mente sana*
> *en un cuerpo refinado.*
>
> LUIS RACIONERO
> (*El arte de vivir con los cincosentidos*)

Volvemos a embarcar para cumplir nuestro deseo de llegar al corazón de ese mundo sin prejuicios hacia el envejecimiento, donde la sensualidad y el erotismo se alcen como indicadores del rumbo esencial de nuestra travesía vital.

Seductoras y apasionadas, ambas fuerzas impregnan el aire que respiramos, transformando cada instante en un oasis de placer. Aquí, la vida se torna ligera y vibrante, un canto a la alegría de los sentidos, aunque solo se manifieste en fugaces momentos y ocasiones.

La carne, la piel, el erotismo y el placer, en todas sus formas y maneras, no pueden ser relegados o escondidos bajo el biombo de los tabúes o de los códigos culturales hegemónicos que, sin darnos cuenta, se nos imponen en nuestras vidas.

Declaración de independencia sensual

Luis Racionero, en su obra *El arte de vivir con los cinco sentidos* (1993), da una definición de la sensualidad bastante interesante como «el cultivo de cualquier tipo de placer, realizado con los cinco sentidos, y cualquier desequilibrio entre ellos, embota la sensualidad y convierte el erotismo en pornografía o el gusto en glotonería».

Es esa fuerza poderosa que nos conecta con nosotros mismos, con los demás y con nuestro entorno, permitiéndonos disfrutar de los deleites de la vida, encontrando la belleza en lo cotidiano y próximo.

Cuando nos abrimos a ella, ampliamos nuestro repertorio de experiencias y enriquecemos nuestra vida íntima. Es una invitación a explorar nuevos horizontes y a descubrir facetas desconocidas, todas relacionadas con el placer y el disfrute, que en ocasiones puede ir más allá de su relación con la excitación sexual.

En este sentido, Pío Baroja, en su obra la *Sensualidad pervertida* (1920), la entiende como fuerza vital que impulsa nuestras acciones y decisiones, y que va más allá del placer sexual, pero que con facilidad puede ser corrompida por la sociedad, la hipocresía y las convenciones sociales. De ahí que haya que tener un especial cuidado en proteger la nuestra propia, para poder disfrutarla cada día plenamente, más allá de las normas y valores que en nuestra cultura marcan cómo debemos sentirla y hasta cuándo.

Íntimamente ligada a la vitalidad, es un impulso que mueve a vivir, a experimentar y a desafiar las normas establecidas, buscando la libertad y la autenticidad. Y por supuesto, la sensualidad está vinculada a la búsqueda del gozo de experimentar placer a través de los sentidos.

He observado a menudo que no es fácil distinguir la delgada línea que existe entre sensualidad y erotismo. Sin embargo, son como dos directores de orquesta que, cada uno con su ritmo, estilo, finalidad y encanto, componen lindas melodías, y que igualmente pueden tocar juntos para crear momentos de éxtasis y plenitud en el camino de la vida, especialmente en la longevidad.

La sensualidad se centra en disfrutar, con y por los sentidos, de toda la dicha y belleza que la vida puede proporcionar. Es una actitud de apertura y conexión con el mundo que nos rodea, que en muchos casos puede ser una experiencia erótica, pero que también puede ir más allá del placer sexual.

Y aunque, por lo general, en nuestra sociedad se la suele asociar con el erotismo del que impregnamos nuestros contactos corporales y emocionales, no se limita solo a eso y puede tener un camino de más largo recorrido.

Por su parte, el erotismo es la capacidad que tenemos para sentir y despertar deseo por otra persona mediante una serie de prácticas, actividades o rituales, y se enfoca en la excitación sexual, el deseo y el placer.

El erotismo busca estimular el deseo sexual a través de imágenes, palabras, sonidos o cualquier otro medio, buscando evocar sensaciones y emociones que exciten los sentidos y la imaginación.

Esto se puede ver mejor con algunos ejemplos:

- **Erotismo.** Caminas por una playa desierta al atardecer. El sol se está poniendo, tiñendo el cielo de colores anaranjados y rosados. La brisa marina acaricia tu piel, y el sonido de las olas rompiendo en la orilla crea una atmósfera tranquila y relajante. De repente, ves a una persona a lo lejos, es tu amante, que se acerca a ti con pasos lentos y seguros. Su mirada te atraviesa y sientes una oleada de calor recorrer tu cuerpo; la atracción es irresistible desde hace algunas semanas. Se acerca aún más y susurra palabras seductoras en tu oído, sus manos rozan tu piel con suavidad y sientes un deseo ardiente apoderarse de ti. La abrazas apasionadamente, para finalmente rodar juntos por la arena de la playa.

- **Sensualidad.** Estás en casa, preparando una cena para ti mismo. La cocina se llena del aroma de las especias y el sonido de la música suave que has puesto de fondo. Saboreas una copa de vino mientras picas las verduras. Cada ingrediente que tocas, cada movimiento que haces, lo llevas a cabo con atención y consciencia. Disfrutas de la textura de las verduras, del sabor de las especias y del aroma del vino. Sientes una profunda satisfacción en el simple acto de cocinar.

En el primer escenario, el erotismo se centra en la atracción física, la pasión y el deseo, que nublan los sentidos. Sin embargo, en el segundo, todo se centra en la experiencia sensorial, la atención a los detalles y la conexión con uno mismo.

El erotismo y la sensualidad no son excluyentes y, de hecho, pueden complementarse y enriquecerse mutuamente, pero no necesariamente tienen que estar vinculadas. Ambas dimensiones pueden coexistir y acompañarse, ya que la sensualidad puede crear una atmósfera propicia para el erotismo, y el erotismo puede intensificar la experiencia sensual.

Por su parte, la sensualidad es una cualidad humana relacionada e inseparable de nuestros sentidos, ya que, a través de la vista, el oído, el olfato, el tacto y el gusto, percibimos la realidad que nos rodea y activa nuestra percepción sensorial ante ciertos fenómenos. Sin embargo, solamente se despierta en relación con algunas experiencias, y se considera que algo es sensual cuando aviva nuestro interés de una forma especial e intensa, activándose la atención y la percepción del mundo, permitiendo disfrutar de manera consciente de las cosas hermosas que la vida nos ofrece cada día. En definitiva, es una experiencia sutil que se manifiesta en pequeños gestos y detalles cotidianos que pueden producir alegría y sensaciones placenteras.

Si el erotismo se focaliza en la atracción sexual y en la búsqueda del placer físico, la sensualidad es una experiencia más amplia que no se limita al disfrute del placer erótico y sexual, sino que abarca todas las dimensiones de nuestra vida a través de la atención plena, la respiración consciente y el contacto con la naturaleza.

Por tanto, aunque por lo general se asocia y se enfoca, única y exclusivamente, en lo físico-genital, lo erótico sexual también puede referirse a una actitud vital de sintonía con el mundo a través de nuestros sentidos, alertando a la consciencia de la belleza que nos rodea de manera intensa, detenida y plena, centrándonos en el presente, en el aquí y ahora.

Y sin ser menos importante, junto a ambos convive, por lo general, la ternura, un sentimiento de afecto profundo y delicado que se expresa a través de gestos, palabras y acciones.

Mientras el erotismo y la sensualidad exploran dimensiones más intensas y apasionadas de la conexión humana, la ternura aporta una suavidad y cercanía que complementa y enriquece estas experiencias. A diferencia del erotismo, que se centra en la excitación sexual, la ternura se enfoca en el cuidado, la protección y el vínculo emocional.

Recuerdo otro ejemplo de un comentario hermoso de una asistente a una de mis conferencias, cuando señalaba que para ella las caricias tiernas y suaves, llenas de cariño y afecto, eran un lenguaje universal que podían transmitirle mucho más que el propio erotismo o cualquier apasionada relación sexual.

Caricias que podían provenir de diferentes personas, como la madre, el padre, la pareja, los hijos, incluso amigos o familiares más cercanos, y cada una de ellas con su propia magia y significado. Las caricias maternas, por ejemplo, evocan recuerdos de protección, cuidado y amor incondicional. Las del padre pueden transmitir seguridad, fortaleza y confianza. Las de la pareja son expresiones de intimidad, pasión y deseo. Y las de los hijos representan la ternura, la pureza y, de nuevo, el amor incondicional. Lo importante es que estas caricias se den con sinceridad, respeto y afecto, y que se constituyan como un gesto genuino de cariño y conexión con la otra persona.

Ejemplos de sensualidad se pueden encontrar muchos que nos pueden producir placer en nuestra vida cotidiana: cuando se camina por la playa en una cálida tarde de verano; con el aroma de un pan recién horneado en el pueblo de nuestra abuela; al escuchar el sonido de la lluvia caer sobre las hojas en otoño tras un verano largo y cálido.

Toda sensualidad, sea del tipo que sea, se convierte en un vasto universo que va mucho más allá de la simple percepción sensorial (vista, tacto, oído, olfato y gusto), siendo su verdadera esencia aquella que reside en la capacidad de conectar con el mundo externo, por un lado, y con el interno, por otro, en una especie de armonía universal, profunda, íntima e intransferible.

Nos invita a reconectar con el placer físico, pero a través de otros caminos, como pueden ser el autocuidado, la masturbación, la intimidad con la pareja, el disfrute de actividades placenteras (el baile, el yoga, el tantra…) o cualquier otra experiencia vital que te apetezca desarrollar, conocer y experimentar.

La sensualidad implica tener una actitud de apertura hacia el mundo sensorial, que consiste en vivir con intensidad el presente y conectar con uno mismo y con los demás a través del tacto, la vista, el olfato, el gusto y el oído, de manera intensa, suave y delicada, que no necesariamente tiene que estar referida al mundo de la sexualidad, aunque esté conectada con él.

Cabe recordar que no se trata de perseguirla en una gran carrera, a fuerza de buscar variaciones, viajes, lugares exóticos y cambios continuos, que al final devienen en vulgaridad y banalidad, que queda lejos de todo lo que significa la sensualidad y necesita de algo de refinamiento saludable, vital y apasionado. Y que fundamentalmente tiene algo básico, y es que sirve para darnos «gusto» en esta vida, ya que, como un buen vino, si sabemos apreciarlo, o una buena cocina, como la vasca, que confecciona platos deliciosos con una combinación de sabores innovadores, creando experiencias gastronómicas únicas y alternativas.

Y ese gusto se puede acompañar o centrar en el tacto, cuando la piel se convierte en un lugar de encuentro, dibujando poemas de sensaciones y caricias, como cuando se deslizan suavemente pétalos de rosa por la epidermis, despertando un cosquilleo suave que eriza la piel y enciende la pasión. O cuando las yemas de los dedos exploran cada curva, cada valle, descubriendo el paisaje sensorial, donde se esconden mil y una sensaciones, rompiendo barreras y uniendo las almas en un amor que se expresa sin palabras. O con un sencillo y humilde masaje dado por un experto que conoce los rincones óseos y musculares del cuerpo humano.

Por otra parte, la sensualidad también se aviva con el olfato, con esos sutilísimos aromas que nos evocan emociones y recuerdos profundos y nos transportan a momentos y lugares que tocan nuestra alma, como, por ejemplo, el aroma de los magnolios, con esa fragancia que captura la presencia de la primavera y esa dulzura embriagadora ligeramente cítrica.

O el aroma de la rosa, delicado y sensual, dulce y floral, que evoca imágenes de pétalos aterciopelados y jardines en flor; un susurro de romanticismo y feminidad que despierta el alma.

O la lavanda, con sus campos violetas, que llenan el alma de pasión y eternidad, regalando un aroma fresco y calmante que, a modo de brisa herbal, nos transporta a un oasis de paz.

Y no olvidemos la sensualidad del aire marino, cuando nos da en la cara como suave brisa que acaricia y que, como aroma embriagador y nocturno, nos seduce de manera intensa y exótica.

Lo mismo que el aroma del pino, con su aire fresco y resinoso que nos transporta a un frondoso bosque de montaña, con su perfume vigorizante y purificante que nos conecta con la naturaleza y nos invita a respirar hondo.

Y uno más conocido y cotidiano, el del café recién molido, que con su aroma intenso y tostado nos despierta por las mañanas y nos llena de energía, evocando momentos acogedores.

En este universo hay que contar con el oído, que ocupa también un lugar mágico, capaz de despertar emociones profundas y transportar a dimensiones desconocidas. Susurros y melodías se convierten en pinceladas sonoras que dibujan escenarios sensuales en la mente, evocando imágenes de pasión, deseo y romanticismo, así como creación, esperanza, frenesí vital.

No hay más que dejarse llevar por las palabras dulces y llenas de promesas y amor susurradas al oído, o cerrar los ojos y sentir plenamente en el alma una melodía de una canción romántica, cuyas notas se deslizan como caricias invisibles, despertando sensaciones placenteras y transportándote a un mundo de ensueño donde la pasión y el amor son los protagonistas. Un simple chasquido de dedos puede convertirse en una señal de complicidad; una risa contagiosa, en un canto a la alegría, y el roce de la ropa en la piel, en una caricia invisible.

La sensualidad del oído no se limita a la música o los susurros. El sonido del mar rompiendo contra las rocas, el canto de los pájaros al amanecer o el crujido de las hojas bajo tus pies también pueden despertar en ti emociones sensuales. Todo esto te conecta con la naturaleza, con la vida misma.

Y en el reino de los sentidos que estamos recorriendo, tiene un lugar esencial la vista, que ostenta la corona como reina indiscutible de esta era digital, donde las imágenes son las protagonistas del día, siendo su poder más fuerte que en ninguna otra época de la historia, amplificando su influencia y produciendo todo tipo de sensaciones sensuales.

A menudo subestimada, la vista se erige como un sentido capaz de despertar pasiones, potenciar deseos y la conexión íntima con nuestra pareja, con los otros y con el medio ambiente. A través de ella, nos convertimos en observadores ávidos de la belleza, exploradores de la anatomía y creadores de atmósferas que invitan al placer y al deseo.

No solo se limita a lo que vemos, sino que también nos permite navegar por el mar infinito de las fantasías, ya que, cerrando los ojos y dejando que la imaginación tome el control, podemos visualizar escenarios llenos de emociones, personalizados y realmente maravillosos.

La mirada, más allá de las palabras, posee un lenguaje propio, capaz de transmitir con una elocuencia inigualable. A veces, un simple cruce de miradas puede encender la chispa del deseo, mientras que una mirada sostenida e intensa puede expresar un amor profundo y una conexión inquebrantable.

Dominar el arte de mirar y disfrutar con lo que se ve y se observa puede llenar la vida de alegría y pasión, de manera íntima y sin necesidad de usar las palabras.

Hoy en día quizás haya que apuntar la gran sobrecarga visual que existe, dado que estamos expuestos a una gran avalancha de imágenes, desde que nos levantamos hasta que nos acostamos. Las redes sociales, la publicidad en línea, las computadoras, la televisión y los dispositivos móviles hacen que las imágenes estén más presentes que nunca en nuestra vida. Miles de imágenes llegan a nuestros ojos cada día, y muchas de ellas nos impactan profundamente, ya que la vista es una fuente inagotable de inspiración creativa, y en el momento presente es un auténtico desafío para elementos como la lectura, que de manera ancestral y durante siglos ha sido también fuente de deseos eróticos.

A medida que se pasa más tiempo frente a las pantallas, la gente tiende a leer menos libros, y las imágenes instantáneas y la información visual rápida compiten con la profundidad y la concentración que requiere la lectura de un libro.

Con todo, la vista es la reina indiscutible de las sensaciones y emociones sensuales, como en una puesta de sol sobre el mar que tiñe el cielo de tonos naranjas, rosas y violetas, en donde nuestros ojos nos hacen sentir la magnífica belleza que llega al corazón.

O una gran obra de arte abstracta, con sus líneas, manchas y colores vibrantes, que despierta nuestra curiosidad y nos invita a descifrar su significado.

Sin olvidar la contemplación de un cuerpo escultural, de curvas, si no perfectas, capaces de atraernos y deleitarnos con la variedad de formas atractivas del cuerpo humano.

Y así, mil ejemplos más podrían añadirse.

En definitiva, la sensualidad es un gran enigma que habita en los recovecos más íntimos del ser humano, y que es mucho más que una mera manifestación física, una especie de baile entre el cuerpo y alma, como invitación a explorar los rincones más profundos de nuestra propia naturaleza.

Más allá incluso de la piel, del sexo y del erotismo, podemos decir que la sensualidad puede convertirse en un viaje hacia el interior, una búsqueda de la felicidad suave, tranquila y sosegada de la vida, sobre todo cuando has cumplido los cincuenta.

Un viaje que sirve para explorar las profundidades del alma, que con frecuencia se dejan de lado en esta sociedad en la que vivimos, pero que, si nos adentramos en ella, podemos conectar con lo más esencial de nuestro ser, así como conocer y descubrir su gran potencial transformador.

La sensualidad, una vez que la conoces y aprendes a disfrutarla, ayuda a conectarnos con lo mejor de la vida, y nos hace deleitarnos con cualquier experiencia cotidiana de manera intensa y apasionada.

La sensualidad como medicina del alma

Una de las ventajas de aprender a disfrutar de nuestra sensualidad es que nos permite vivir bien y disfrutar de lo que hacemos con placer y gozo, lo que está más que comprobado, pues existen numerosísimos estudios que avalan que este estilo de vida impacta positivamente en la salud física y mental de las personas. Lo que se puede convertir en un escudo protector contra las enfermedades, fortaleciendo nuestro sistema inmunológico y haciéndonos más resistentes a las infecciones y a los virus.

Un cuerpo que disfruta y se siente pleno es un cuerpo que se protege y se sana a sí mismo, con más facilidad y en menos tiempo. Transforma los estados de ánimo y estimula la producción de dopamina y serotonina, permitiendo así que los neurotransmisores combatan la depresión y nos llenen de energía y autoestima.

Formas de disfrutar hay muchas: con una comida deliciosa hecha con cariño en casa, una caricia del sol en la piel, una melodía, un abrazo de los nietos… Todo ello nos emociona y nos llena de vitalidad y de fuerza para seguir con nuestra vida y superar las dificultades y circunstancias.

También contribuye, como hemos dicho, a incrementar la autoestima, siendo capaces de apreciar nuestro cuerpo tal y como es, con sus imperfecciones y sus virtudes, disfrutando de él, aceptando los cambios con el orgullo de estar vivos un día más.

Igualmente, nos lleva hacia la sensibilidad y la empatía, pues, al compartir experiencias placenteras, somos capaces de comprender mejor las emociones y necesidades de los demás, siendo más empáticos, amables y compasivos.

En vejez, el placer cobra especial relevancia, pues, en la medida que avanzamos en edad, necesitamos más del contacto humano, de las relaciones profundas, de caricias, besos, abrazos y afectos en general. Todo ello ayuda a comprender y apreciar mejor los pequeños deleites de la vida, prestando atención a las cosas que aparentemente pueden parecer simples y cotidianas, pero que dan ese toque de sabor, calidad y calidez a nuestra vida. Y permite darnos cuenta de lo importante que es aprovechar al máximo cada experiencia de una vida que, en su recta final, sabemos que no durará mucho más y que habrá que entregarla en el último viaje.

Hay que dejar atrás la rutina, cultivar una actitud positiva y agradecer los dones que esta vida nos regala, como la oportunidad de estar en compañía de nuestros seres queridos.

El arte de la sensualidad: ¡Nunca es tarde para aprender!

Tenemos la gran suerte de que la sensualidad no es un don innato, sino una habilidad humana que se puede desarrollar. A ser sensual se aprende, lo mismo que a tocar un instrumento musical o hablar un idioma extranjero. Se cultiva con práctica y dedicación.

Para desarrollarla, es necesario poder ser capaz de prestar atención a los detalles, ya que, en el ajetreo diario, solemos pasar por alto muchos de ellos, muy interesantes para la vida y su disfrute.

Debemos desacelerar el paso y el ritmo vital, siendo capaces de observar con detenimiento la belleza cotidiana, normal y natural, que se esconde en los hechos diarios de nuestra vida, desde la textura de una tela hasta el sonido de la lluvia, o la mano suave y cálida de la abuela. Cada detalle puede ser una fuente de placer y conexión con el mundo. Supone conectar con el cuerpo y explorar nuestros sentidos, ya que cada uno de ellos, con su especialidad, tiene un potencial infinito para todo lo sensual.

En definitiva, se trata de una habilidad que podemos cultivar para gozar de una vida más plena, conectada y significativa. Es una invitación a despertar nuestros sentidos, a apreciar la belleza del mundo y a disfrutar de cada instante con pasión y gratitud.

Se puede desarrollar a través de la práctica de ejercicios sensoriales y con la comunicación abierta con nuestra pareja, y suele ser de ayuda el haber aprendido con anterioridad a meditar, pues esto nos conecta con la respiración y la atención plena, para ser más receptivos a las sensaciones corporales que tengamos y a las emociones que sintamos a lo largo del día, sea del tipo que sea, apreciando lo que vemos, sentimos, olemos, vemos y gustamos, que a menudo se puede asociar a una experiencia de tipo estético o erótico, y que nos pasa desapercibida la mayoría de las veces.

A través de la atención plena, la exploración consciente y la conexión con nuestros sentidos en relación con el universo que nos rodea avanzamos por el camino del autodescubrimiento, descubriendo nuevas facetas, despertando deseos ocultos y cultivando una profunda autoestima.

La sensualidad no es algo pasajero, sino un regalo que nos puede acompañar todos nuestros años. Y si eres capaz de traerla a tu vida cotidiana y comenzar a disfrutarla en este mismo instante, seguro que transformará tu existencia para siempre. Está ahí para ti, para ser usada y hacerte la vida más deleitosa.

Sensualidad y espiritualidad:
Una unión perfecta

Entendida de esta manera, no es difícil darse cuenta de que la sensualidad se puede utilizar y transformar en un portal hacia una profundidad más esencial, que conecta con la energía del universo y con algo que nos supera y que es más grande que nosotros mismos.

En la etapa de la vejez, conectar con lo más primordial de la vida puede ser más fácil, ya que uno se vuelve más capaz de tener una constancia en la atención a las sensaciones, sonidos, aromas y texturas, pudiendo despertar un nivel de consciencia más elevado, que permite fluir con la energía de todo lo que existe, nutriéndolo con nuestra experiencia y trascendiendo los límites que a veces la vida impone y que, de hecho, tenemos todos como seres humanos.

Es una especie de recordatorio de que somos parte de algo más vasto, un universo infinito y misterioso. Al apreciar la belleza que nos rodea y sentir la vida vibrando a cada instante, nos conectamos con una dimensión trascendental que nos llena de paz y serenidad.

Dicho de otra manera, no se trata únicamente de encender la vela. Imagina que le añadimos una buena copa de vino, una compañía agradable y las ganas de danzar alrededor de la llama. En ese baile, percibimos las sombras y los claroscuros de la habitación, sintiendo cada parte de nuestro cuerpo y la presencia de quienes nos rodean y alcanzando un éxtasis hedonista, sibarita y placentero que nos recuerda la fugacidad de la vida, el *memento mori*.

Memento mori es una famosa frase latina que significa «Recuerda que morirás», y que nos enfrenta a la realidad de lo efímera que es la vida y nos impulsa como un resorte a disfrutar más y mejor de todo lo que el momento presente ofrece.

No se trata tanto de recordar la muerte constantemente, sino de aprender a vivir cada instante, con la intensidad y la consciencia de que esta oportunidad de la vida es única e irrepetible, y que algún día llegará a su fin. Por eso hay que disfrutar a cada instante de toda la belleza y la alegría que estén a nuestro alcance, porque de ello dependerá que, cuando llegue el momento, recibamos a la muerte sin miedo, sin ninguna cuenta pendiente, después de haber tenido una vida plenamente satisfactoria y feliz.

Este es un aspecto fundamental de la vida humana que tenemos poco tratado y desarrollado, y que generalmente se relaciona, de manera limitada y escasa, con la sexualidad. Pero, como estamos viendo, va mucho más allá en muchos sentidos, pues nos conecta con el universo de formas diferentes a las que conocemos, mágica y misteriosamente, abriendo las puertas de lo intangible, y nos da la posibilidad de elevarnos por encima de nuestras limitaciones humanas y experimentar la plenitud del ser en todo su esplendor.

La sensualidad no entiende de edades ni de clases sociales

La sociedad, a menudo influenciada por estereotipos superficiales, ha reducido la sensualidad a un ideal juvenil y vinculado a la opulencia económica. Sin embargo, esta visión limitada oculta la verdadera naturaleza de la sensualidad: una experiencia humana universal, accesible a todas las edades y condiciones.

La sensualidad no es un adorno, sino un aspecto fundamental de nuestra humanidad. Es la capacidad de conectar con nuestros sentidos, de apreciar la belleza en todas sus formas y de experimentar el placer en su máxima expresión. Es una fuerza vital que nos impulsa a vivir con intensidad y a encontrarle sentido a cada momento.

Desafortunadamente, nuestra cultura ha promovido una falsa dicotomía entre el cuerpo y la mente, entre el placer y la espiritualidad. Esta separación artificial ha llevado a muchas personas a reprimir sus deseos naturales y a negar la importancia de la sensualidad en sus vidas. Sin embargo, la verdadera espiritualidad no se opone al placer, sino que lo integra como parte de una experiencia humana plena y rica.

La sensualidad no es solo física, sino también emocional, intelectual y espiritual. Se expresa a través de la creatividad, la pasión, la curiosidad y la conexión con los demás. Representa una fuente inagotable de energía y vitalidad que puede enriquecer todas las áreas de nuestra vida.

Ha llegado la hora de desmitificar lo que hasta el momento se ha establecido sobre lo sensual y liberarlo de las cadenas de los estereotipos, pues la sensualidad no es un lujo, sino un derecho humano. Cada persona tiene el derecho de explorar su sensualidad y de disfrutar de los placeres de la vida sin importar su edad, su género, su orientación sexual o su condición social.

Dicho esto, cultivar la sensualidad supone un verdadero acto de rebeldía contra una sociedad que nos impone estándares de belleza distorsionados, irrealealistas, y que nos alienta al consumismo. Es una afirmación de nuestra individualidad y de nuestra capacidad de hallar la felicidad en las cosas más simples.

Al abrazarla, estamos celebrando la vida en todas sus manifestaciones. Estamos reconociendo la importancia de los sentidos, de las emociones y de las conexiones humanas. Estamos viviendo de manera más auténtica, consciente y plena.

Con el paso del tiempo, uno se da cuenta de que integrar la sensualidad en nuestro día a día representa en realidad una forma de vivir la vida. Una auténtica filosofía para seguir avanzando por el camino, con los cinco sentidos activados, y así recrearnos con toda la belleza natural, ecológica y orgánica que tenemos cada día al alcance de nuestras manos. Una especie de invitación diaria que el universo nos hace para disfrutarlo en todos sus entresijos, huecos y rincones, sin perderse detalles, en sus infinitas posibilidades.

Por último, cabe recordar que la sensualidad constituye un recorrido personal, único e irrepetible, diferente en cada persona. No existe una fórmula mágica ni una receta universal. Lo importante es encontrar tu propia forma de expresarla, de conectarte con tu cuerpo y de disfrutar del placer de la vida.

Al igual que un galeón que navega desafiando las olas del mar, nosotros navegamos por los mares de nuestra propia voluptuosidad, para poder descubrir nuevos territorios de placer y llegar a ese utópico paraíso que hemos llamado Isla Sensualidad, donde gozaremos de la sensualidad de la vida más allá de los 50.

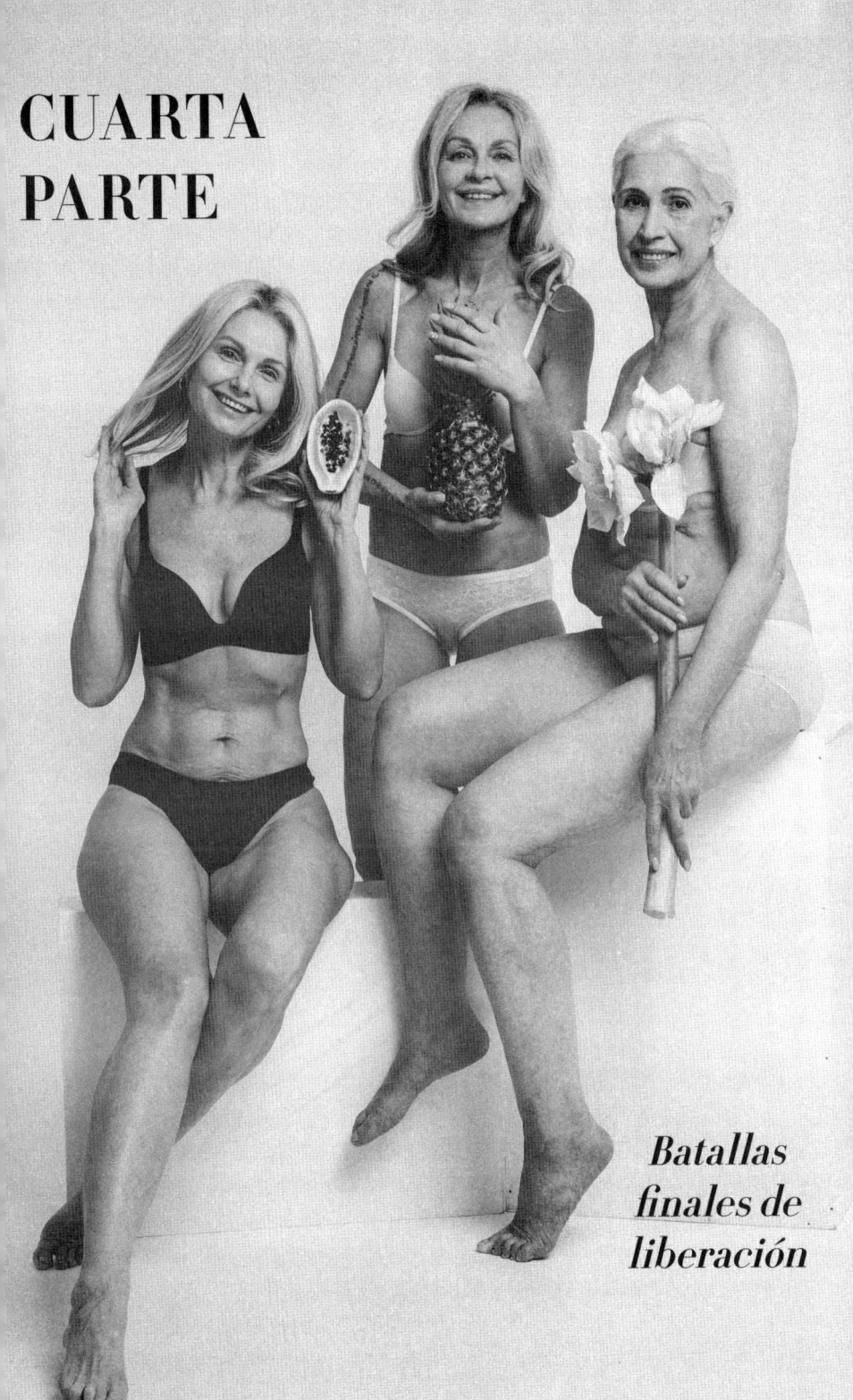

CUARTA PARTE

Batallas
finales de
liberación

La libertad es el aire que respira el alma,
el sol que la ilumina,
el alimento que la nutre.

ALEXANDRE DUMAS

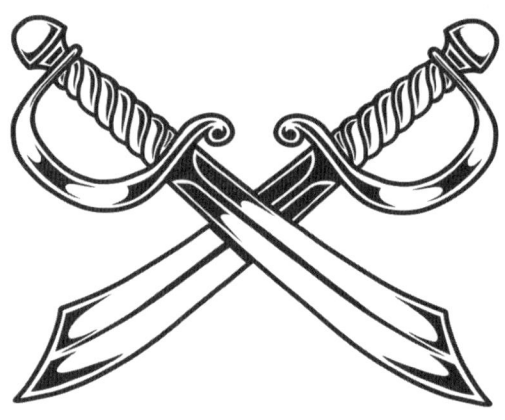

CAPÍTULO 13

Primera batalla: Oleaje edadista
Marea edadista

Durante la travesía, hemos navegado y combatido las aguas turbias del edadismo imperante en nuestra sociedad; aunque este sea un vocablo que nunca me ha gustado para describir la discriminación con respecto a los mayores.

Como término, procede del inglés *ageism*, acuñado por el psiquiatra Robert N. Butler, y en España se pueden utilizar otros que son, sin duda, más claros y concretos, y reflejan mejor el concepto, como el de «prejuicio por razón de edad», «viejismo» o «discriminación por edad».

Esencialmente, consiste en tener actitudes negativas hacia las personas basándose en su edad. En este caso en concreto, nos referimos a la discriminación que se realiza hacia los más mayores.

Imagínate a esa mujer u hombre que tú mismo eres, curtido por el tiempo y el mar, y condenado a remar sin descanso en una embarcación que no le pertenece. Sin duda, es algo que puede resultar terrible, solitario, triste.

Pues eso es precisamente el edadismo: ir en una embarcación que no te corresponde, en la que no encajas, que aprieta, que te viene pequeña y te resulta estrecha en todos los sentidos, como esos zapatos que sabes en tu interior que no son para ti.

Es algo así como tener unas «gafas con cristales de color edad» que, cuando alguien se las pone, empieza a ver a las personas y a juzgarlas solo por el número que aparece en el pastel de su cumpleaños, es decir, por su cronoedad.

Si las velas son muchas, se suele pensar: «¡Uy, es demasiado antiguo para bailar kizomba o salsa!». Y si son pocas las velas, entonces dicen: «¡Oh, muy joven para saber bailar la música de los vinilos de los 60!».

Pero la realidad es que esas gafas no dejan ver a la persona que hay detrás del número que indican las velas, ni permiten saber cómo son sus talentos, habilidades, sensibilidad, ganas de vivir y de amar.

Y esto nos juega malas pasadas a todos, pues hace perder la dimensión más íntima y humana de la persona. De ahí que sea bueno, cuanto antes, desterrar de nuestra mirada ese sesgo que nos impide disfrutar de la vida, de la fiesta y de ser jóvenes o mayores.

Sombras del pasado:
Cuando el edadismo limita nuestras vidas

Por desgracia, en las sombras de nuestra sociedad acechan cuatro fantasmas que enturbian la convivencia y obstaculizan el verdadero progreso: los estereotipos, los prejuicios, la discriminación y la exclusión.

Estos espectros, alimentados por la ignorancia y el miedo, erigen muros invisibles que separan a las personas, limitan sus oportunidades y envenenan las relaciones.

Los estereotipos asociados a la vejez, como hemos visto, son esas ideas generales, creencias y valores negativos que la sociedad atribuye a las personas mayores, limitando su potencial y sus capacidades, y que están en el imaginario colectivo desde tiempos inmemoriales, y por tanto pueblan la memoria ancestral de todos nosotros.

Como caricaturas simplistas, estos estereotipos encasillan a los individuos en categorías rígidas, negándoles su complejidad y diversidad. Son etiquetas que juzgan sin conocer, condenando sin comprender y limitando las capacidades de los mayores. Así es como nacen los prejuicios.

Sin darnos cuenta, cada uno internalizamos a nivel personal esas creencias y valores que están en el ambiente, pasando a considerarlas ideas propias; es decir, las hacemos nuestras y les damos poder.

Son como lentes empañados que distorsionan la realidad y nublan el juicio. Ideas preconcebidas que se basan en suposiciones infundadas, alimentando la desconfianza y el resentimiento hacia grupos específicos.

La discriminación es expresada en acciones y prácticas específicas que, en el día a día, llevan a excluir o marginar a los mayores en diferentes ámbitos de la vida, como el laboral, social, sexual, estético, cultural, político y médico. Es como una especie de látigo invisible que azota a quienes son diferentes, negándoles sus derechos y oportunidades. La acción cruel que segrega, margina y oprime a aquellos que no encajan en el molde preestablecido.

Esta exclusión termina por limitar las actividades sociales y profesionales de los mayores, así como cualquier tipo de participación en la sociedad, llegando a ser como una muralla infranqueable que aísla a las personas, privándolas de la participación social, cultural y económica, y condenándolas a la soledad y la invisibilidad por ser consideradas «inferiores».

Combatir estos fantasmas exige una lucha incansable en todos los frentes. La educación, como antídoto contra la ignorancia, debe promover el conocimiento, la empatía y el respeto por la diversidad. El diálogo intercultural, como puente entre mundos distintos, debe fomentar la comprensión mutua y derribar los muros de la intolerancia.

Las leyes, como escudo protector de los derechos humanos, deben garantizar la igualdad de oportunidades y combatir cualquier forma de discriminación. Y la acción ciudadana, como motor del cambio, debe movilizarse para exigir justicia, inclusión y respeto para todos.

Solo enfrentándonos a estos fantasmas con valentía y determinación podremos construir una sociedad más justa, equitativa y humana, donde cada individuo tenga la oportunidad de brillar con su propia luz, sin importar su origen, edad, género, religión o cualquier otra condición. En esa sociedad ideal, los estereotipos, los prejuicios, la discriminación y la exclusión serán simplemente un mal recuerdo del pasado.

Tipos de edadismo

Junto a estas cuatro aristas que acabamos de ver, existen y se desarrollan dos tipos de edadismo básicos, que son el interno y el externo.

Conocerlos es esencial para poder tomar medidas que permitan evitar y combatir el edadismo en sus múltiples caras, y así fomentar una cultura diferente, que pueda ayudar a nivel intergeneracional y que trate la vejez con la suficiente dignidad y reconocimiento.

Edadismo interno

El edadismo autoinfligido se da cuando son las propias personas mayores las que internalizan discursos negativos relacionados con la edad y se hacen daño a sí mismas con sus discursos internos negativos sobre la vejez. Es sin duda un gran enemigo que no ataca desde fuera, sino desde lo más profundo de nuestra alma. Es como si una voz interior susurrara miedos y dudas ante la vida y ante cualquier acto de esta.

Supone creer que, por el simple hecho de haber cumplido años, somos menos capaces, menos inteligentes, menos atractivos, menos merecedores de las alegrías y goces de la vida. Y esto es perjudicial para la salud de la persona, ya que afecta a la percepción que tiene de sí misma.

Estas creencias sobre la vejez son estereotipadas y se han ido adquiriendo a lo largo de los años. Afortunadamente, al haber sido aprendidas, también es posible desaprenderlas y desacreditarlas. Pero para ello hemos de ser conscientes de que estos valores no forman parte de nosotros y que solo nos producen dolor.

Esta autodiscriminación lleva directamente a desarrollar una baja autoestima, sentimientos de desvalimiento, disminución en las expectativas de cambio y mejora en el futuro, exclusión social, depresión, aislamiento y descuido de la salud.

Cuando explico este tema en mis charlas, me gusta utilizar un par de términos muy curiosos, el «yoya» y el «yayo», que ilustran bastante bien en qué consiste el edadismo interno y cuáles son sus entresijos principales a la hora de hacernos daño y discriminarnos.

El «yoya» se caracteriza por una narrativa interna negativa, en la que se utilizan frases como «Yo ya no puedo», «Yo ya soy viejo para eso» o «Yo ya no estoy para estas cosas», que son comunes en su discurso diario. En este caso, la persona se rinde ante los desafíos y se deja llevar por los estereotipos negativos sobre la vejez.

En cambio, el «yayo» es su opuesto y representa a aquellas personas que con el paso del tiempo se han vuelto activas, dinámicas y positivas, y no se dejan etiquetar por el edadismo.

Tienen plena consciencia de su edad, pero la ven como una oportunidad para reinventarse y luchar por sus sueños, y son capaces de formular con convicción frases como «Ya yo me encargaré de cumplir todos mis sueños», «Ya yo encontraré la manera de crear mi propia empresa».

En definitiva, «yoyas» y yayos» representan dos actitudes diferentes ante la vejez. El «yoya» se limita y se resigna, mientras que el «yayo» se empodera y toma las riendas de su vida.

La pregunta que debemos hacernos a lo largo de este viaje es la siguiente: ¿qué tipo de persona queremos ser? La elección está en nuestras manos.

En cualquier caso, si optamos por ser un «yayo», ello implica una serie de acciones:

- Rechazar el edadismo y los estereotipos negativos sobre la vejez.
- Ser conscientes de nuestras capacidades y limitaciones, pero no dejar que estas últimas nos definan.
- Mantener una actitud positiva y proactiva ante la vida.
- Aprovechar la experiencia y la sabiduría acumuladas a lo largo de los años.
- Luchar por nuestros sueños y objetivos sin importar la edad.

Sin duda, elegir ser un «yayo» es la mejor opción, pues permite vivir una vejez plena, activa y llena de significado. Y siguiendo esa filosofía, nunca es tarde para ponerse manos a la obra.

Hemos de tener claro que la vejez no es una sentencia de decadencia, sino una oportunidad para florecer con sabiduría y plenitud, belleza y sexualidad, como hemos visto, con el fin de alcanzar una vida más plena y satisfactoria.

Edadismo externo

El edadismo externo, a diferencia del autoinfligido, no reside en nuestro interior, sino que se manifiesta en las actitudes y comportamientos prejuiciosos que encontramos en el mundo externo.

Es un muro invisible que nos separa de las oportunidades, el respeto y la dignidad que merecemos como personas, independientemente de nuestra edad.

Al provenir de los demás, es mucho más difícil de controlar y, sin duda, de evitar, ya que no tenemos ningún poder sobre él y, además, se manifiesta en una amplia gama de actitudes y comportamientos discriminatorios.

Se trata de estereotipos e ideas preconcebidas, y muchas veces erróneas, sobre los mayores que tienen un impacto mucho más profundo en sus vidas de lo que podemos imaginar, porque afectan directamente a su motivación y los coarta a la hora de participar en actividades sociales y productivas.

Esta discriminación, que se observa en el trabajo, la calle, el gobierno, las instituciones púlicas y privadas, etc., a menudo de manera sutil, constituye un gran obstáculo para los más mayores, limitando sus oportunidades y restringiendo su acceso a recursos y servicios, pero, sobre todo, afectando negativamente a su bienestar físico y mental.

En el ámbito laboral, por ejemplo, el edadismo externo se manifiesta en la contratación, la promoción y la jubilación. Las personas mayores a menudo son consideradas como menos productivas, menos adaptables a los cambios tecnológicos y más propensas a enfermarse, lo que las convierte en candidatas menos atractivas para los puestos de trabajo. Además, pueden ser objeto de presiones para jubilarse anticipadamente, incluso si todavía desean y son capaces de trabajar.

El ejemplo más significativo, y que me gustaría de manera definitiva desterrar, no sin antes dejar constancia de ello, existe aquí en España e ilustra esto que estamos diciendo a nivel social.

Se trata del hecho de utilizar la etiqueta «clases pasivas» para hacer referencia en general a todas las personas jubiladas o pensionistas, y que proviene del contexto de una ley, la denominada Ley de Clases Pasivas del Estado (BOE, 1987), que se aprobó mediante el Real Decreto Legislativo 670/1987, el 30 de abril de 1987. Desde entonces, esta ley ha dado nombre a todos aquellos que se jubilan tanto dentro como fuera del Estado, aun tratándose de una designación que no solo es inexacta y desactualizada, sino que también está cargada de edadismo y discriminación.

Este término, heredado de una época en la que la jubilación se veía como un período de inactividad y dependencia, no refleja la realidad actual de las personas mayores, quienes en su mayoría son activas, productivas y contribuyen de manera significativa a la sociedad.

La expresión «clases pasivas» refuerza un estereotipo negativo sobre las personas mayores, presentándolas como una carga para la sociedad; hombres y mujeres improductivos y dependientes del Estado. Esta visión es falsa y dañina, ya que ignora las importantes contribuciones que las personas mayores hacen a la sociedad, tanto económica como socialmente.

Por tanto, es fundamental utilizar un lenguaje más inclusivo y respetuoso, y por parte del Estado particularmente al referirse a las personas jubiladas. En lugar de «clases pasivas», se podrían emplear otros términos, como «personas mayores», «jubilados», «pensionados» o «personas retiradas» o «reformadas», como se dice en Portugal. Estos conceptos son más neutrales y no lleva adheridas connotaciones tan negativas.

Pero hay muchos lugares y espacios donde el edadismo se nos cuela, casi sin darnos cuenta, como, por ejemplo, en ciertas instituciones, cuando faltan servicios y programas adaptados a las necesidades de las personas mayores, que presentan dificultades a menudo para acceder a trámites y procedimientos administrativos, o en la actitud condescendiente o paternalista que a veces se adopta hacia ellas. Esto puede generar sentimientos de exclusión, frustración y dependencia en las personas mayores.

En el ámbito gubernamental, se observa en la asignación de recursos públicos que no priorizan las necesidades de estos, o en el aumento de la edad de jubilación, o los recortes en los servicios sociales, o incluso en el hecho de recortar la pensión de jubilación si vuelves a estar activo.

En las calles y en las obras públicas se manifiesta en la falta de accesibilidad, como la ausencia de rampas para sillas de ruedas o de pasamanos en los escalones. Por otro lado, los espacios públicos a menudo no están diseñados para la comodidad y el disfrute de las personas mayores, lo que puede limitar su movilidad y su participación en la vida social.

En las primas de seguros se refleja en el aumento de las primas para las personas mayores, lo que puede dificultar su acceso a servicios como el seguro de salud o el seguro de coche. Esto se debe a que las aseguradoras consideran que las personas mayores son más propensas a sufrir enfermedades o accidentes.

Es fundamental adoptar una visión crítica del edadismo externo para comprender sus causas y consecuencias, y para desarrollar estrategias efectivas para combatirlo, porque sin duda es un sistema de opresión que discrimina, desvalorizando a los más mayores y colocándolos en posiciones de desventaja social.

Para combatirlo, es necesario un cambio profundo que cuestione los estereotipos negativos y promueva una visión más positiva y respetuosa de la vejez. Este cambio debe involucrar a todos los sectores de la sociedad, desde el gobierno y las instituciones públicas hasta las empresas privadas y los individuos.

De la mirada condescendiente al rechazo: Los grados del edadismo

El edadismo puede manifestarse dentro de un amplio abanico de posibilidades, que van desde las actitudes inconscientes de tipo «paternalistas» hasta lo más grave y descarnado, como son los «malos tratos» hacia los ancianos.

Cuando es inconsciente y en su grado más leve, el edadismo se caracteriza por actitudes y comportamientos en donde la persona asume, casi sin darse cuenta, que el mayor es un sujeto incapaz, dependiente o infantil. Con esto, el adulto más joven se permite tratarlo como si el más veterano fuera un niño, desde una posición indulgente y complaciente, que, por norma general, limita y merma la autonomía de estos.

Este es precisamente el marco en el que se producen lo que se llama «microedadismos», que son comentarios despectivos o actitudes condescendientes hacia los mayores que los hacen sentir inferiores o invisibles.

Hay muchísimos ejemplos, de sobra conocidos, como son:

- **Comentarios desagradables sobre su situación física:** «A tu edad es normal olvidar», «No te preocupes, que yo te lo hago», «Háblale más despacio al pobrecito, que ya no oye», «Ya no eres el que eras», etc.

- **Elogios tolerantes:** «¡Te ves genial para la edad que tienes!», «Estás muy activo para ser tan mayor».

- **Suposiciones sobre sus capacidades y habilidades tecnológicas,** presuponiendo que no saben usar dispositivos electrónicos: «Tú ya no entiendes de estas cosas modernas», «Eres demasiado mayor para aprender cosas tan complejas».

- **Trato pueril,** como si fueran niños, utilizando un tono infantil a la hora de dirigirse a ellos: «¿Necesitas ayuda, abuelito?» (sin ser nuestro abuelo), «Ay, qué gracioso».

Este es un primer grado de edadismo, muy extendido en nuestra sociedad, en donde se trata de manera paternalista a los mayores, pensando que son incapaces por sí mismos y fomentando así lo que hemos llamado «sentimiento de indefensión aprendida».

Este concepto de «indefensión» fue introducido por primera vez por el psicólogo estadounidense Martin E. P. Seligman (1981), quien sugiere que las personas que experimentan eventos repetidos que no pueden controlar tienden a desarrollar una sensación de impotencia y desesperanza.

La fragilidad aprendida se desarrolla a través de la exposición constante a estereotipos negativos sobre la vejez, lo que genera un proceso mediante el cual las personas mayores internalizan la idea de que son frágiles, dependientes o menos capaces, debido a su edad, de lo que en realidad son, lo que sin duda afectará a su autoimagen, salud mental y calidad de vida.

Poco a poco, vamos subiendo en cuanto a los grados de discriminación, dado que en ocasiones puede no ser tan inconsciente y lanzar ideas y comentarios segregacionistas en pleno uso de razón, como cuando asumimos, por ejemplo, que son una «carga económica» para la sociedad y no al revés, o cuando un empresario decide no contratar a una persona mayor en su negocio porque no se fía de su rendimiento o capacidad laboral.

Este es un edadismo que se suele ver mucho en las áreas de empleo al mayor, o de concesión de viviendas, créditos, primas de seguros, e incluso en la atención médica.

Y en su versión más extrema, nos encontramos con los malos tratos al mayor, que, desafortunadamente, se dan y producen en esta sociedad más de lo que pensamos, aunque cueste creerlo.

Estos malos tratos pueden ser físicos, emocionales, financieros o sexuales. Veamos algunos ejemplos de cada tipo:

- **Físicos**: golpes, empujones, pellizcos…
- **Emocionales**: insultos. amenazas y humillaciones.
- **Financieros**: cuando se les roba dinero o propiedades, o se les engaña para obtener datos de sus cuentas bancarias.
- **Sexual**: abusos y violaciones.

Según los datos de la OMS en un estudio del año 2022 sobre el maltrato a las personas mayores, una de cada seis personas mayores de 60 años ha experimentado algún tipo de maltrato en el último año, teniendo consecuencias muy negativas y extremas en su salud física y mental.

Todos somos responsables de este tema en alguna media, y todos tenemos un papel que desempeñar para combatir el problema del edadismo en cualquiera de sus manifestaciones, comenzando por ser más conscientes de nuestros propios prejuicios y estereotipos y apoyar a las organizaciones que trabajan para proteger los derechos de las personas mayores.

Este es un problema real que afecta a millones de personas en todo el mundo, y en este sentido queda mucho por hacer aún, por lo que hay que seguir luchando para que la edad no sea un obstáculo para vivir la vida al máximo, disfrutando de nuestra belleza, de nuestro deseo y sexualidad, sin miedo ni vergüenza y, por supuesto, sin malos tratos.

Más allá del prejuicio: El alto costo del edadismo

A causa del edadismo se dan algunas consecuencias comunes y cotidianas en nuestra sociedad:

– **Exclusión social**, especialmente en entornos donde se valora más la juventud, lo que en muchas ocasiones lleva a la soledad y a la depresión del adulto mayor.

– **Discriminación laboral**. Los prejuicios relacionados con la edad limitan las oportunidades laborales de las personas mayores. Se les suele considerar menos capaces, menos saludables o comprometidos con su trabajo, lo que dificulta su contratación, ascenso o permanencia en un empleo.

– **Estereotipos negativos**, los cuales hemos estado viendo en todos los ámbitos, y especialmente con respecto a la sexualidad y belleza, que afectan directamente a su vida íntima y a sus relaciones humanas.

– **Dificultades para acceder a los servicios de salud**, influyendo en la atención médica, subestimando los síntomas, no brindando los tratamientos adecuados al ser muy mayores, etc.

– **Marginalización en los medios de comunicación**, ya que estos a menudo representan a las personas mayores de manera negativa o estereotipada, perpetuando la discriminación y la falta de visibilidad, o mostrando en imágenes solamente a los «viejovenes», que representan un ideal.

- **Desigualdad económica.** Las pensiones pueden ser insuficientes en muchas ocasiones, llevándolos a la pérdida real de poder adquisitivo tras la jubilación, que hace que los mayores se tengan que reinventar con lo que se llama actualmente *gip economy*.
- **Falta de participación cívica en la sociedad.** A veces, el votar o participar en actividades comunitarias puede verse afectado por la discriminación por edad. Claro que la exclusión de las personas mayores limita la diversidad de opiniones y experiencias en los procesos de toma de decisiones. Por otro lado, una democracia saludable requiere la participación de todos sus ciudadanos, independientemente de su edad. Y a su vez esta falta de participación puede llevar al aislamiento y a una disminución de la calidad de vida no solo de los ancianos, sino de toda la sociedad.
- **Devaluación de su experiencia y su conocimiento.** La sociedad en general tiende a menospreciar el valor de las personas mayores y sus aportes. Más allá de cuidar a los nietos, contribuir a la conciliación familiar y realizar innumerables actos de voluntariado, su labor suele pasar desapercibida. Incluso en muchas ocasiones comparten sus pensiones con sus familias, demostrando un gran sentido de responsabilidad.

Sin entrar en mucho detalle, en sí misma, la *gip economy* merece unas líneas aparte, por la importancia que va a tener en el mundo de los *silvers*.

Recordemos que Europa y España se hacen mayores. Se estima que, para el año 2060, en los países desarrollados la proporción de personas mayores de 60 años pasará de un 20 % a un 33 %.

Continuamos trabajando, creando, gastando y, cuando es posible, ahorrando; en este sentido, a la experiencia le añadimos sabiduría, sabiendo que, al llegar a los 50, la vida nos ofrece casi tres décadas adicionales.

A medida que envejecemos, el fantasma de la jubilación acecha. Para unos llega un periodo deseado y ganado, pero para otros es temido y poco agradable. En cualquier caso, accedemos a una pensión, que suelen ser significativamente menores en comparación con el salario que se ganaba durante la vida laboral activa. Esta diferencia da lugar a lo que se conoce como *downsizing*, una pérdida de poder adquisitivo.

De tal manera que, tras la jubilación, y para poder mantener nuestro estilo de vida, a menudo nos vemos obligados a seguir trabajando de alguna manera. Aquí es donde entra en juego lo que hemos llamado la *gip economy*. En esta economía, podemos trabajar algunas horas en actividades flexibles y variadas, aprovechando nuestras habilidades y experiencia acumulada a lo largo de los años.

A medida que ganamos edad y experiencia, también surgen nuevas necesidades, gastos y algunos problemas de salud. Este segmento de la pirámide demográfica, muy amplio en España debido al *baby boom*, se convierte en un negocio cada vez más importante. Los mayores empiezan a ser el foco de la economía, que crea productos y servicios adaptados a ellos, así como nuevas oportunidades de negocio para captar su atención y su dinero.

De ahí que este tipo de economía colaborativa, que se refiere a un modelo económico basado en trabajos a corto plazo, por proyectos o tareas específicas, a menudo coordinados a través de plataformas digitales, esté en auge para los que pintan canas, si es que desean continuar con el mismo poder adquisitivo que tenían antes de jubilarse, o al menos parecido.

Y si bien se trata de una economía que ofrece oportunidades para generar ingresos adicionales, también presenta desafíos para los mayores.

Para empezar, aunque la flexibilidad horaria es atractiva, la falta de estabilidad laboral, los bajos salarios y la ausencia de protección social pueden generar precariedad y vulnerabilidad.

Por otro lado, la competencia por los trabajos en la *gig economy* puede ser intensa, especialmente con jóvenes que buscan ingresos adicionales.

Y en cuanto al acceso y manejo de las plataformas digitales, esto puede ser un obstáculo para muchas personas mayores, limitando sus oportunidades en este mercado.

Teniendo presente este contexto, combatir, conocer y evitar el edadismo se torna un reto, pero también un deber, una responsabilidad y una nueva necesidad para las sociedades actuales, y para ello tienen que llevarse a cabo una serie de cambios:

- **Promover la educación y la sensibilización** de la población en la percepción de la vejez.

- **Implementar políticas públicas** que permitan crear leyes que protejan a las personas mayores de la discriminación e impulsen su inclusión social.

- **Diseñar entornos accesibles** para las personas mayores, teniendo en cuenta sus necesidades físicas y cognitivas.

- **Valorar la experiencia de los mayores**, reconociendo su aporte a la sociedad, tanto en el ámbito laboral como en otros aspectos de la vida.

- **Denunciar las microagresiones**, lo que supone no tolerar los comentarios despectivos o las actitudes condescendientes hacia las personas mayores.

- **Luchar contra el maltrato físico y emocional** hacia los más mayores, tomando medidas legales cuando se detecte un caso en primera o tercera persona.

Todo ello, para poder construir una sociedad inclusiva donde los mayores puedan participar plenamente y ser valorados y respetados; un desafío que requiere el compromiso de todos.

Al combatir el edadismo, no solo mejoramos la calidad de vida de las personas mayores, sino que también creamos una sociedad más justa, equitativa y humana para todos.

Solo con un esfuerzo conjunto, intergeneracional, de todos los miembros de la sociedad (individuos e instituciones), podremos construir un mundo más justo e inclusivo.

Izar las velas de nuestro galeón y navegar hacia aguas más tranquilas es una meta que cada vez está más cerca. El fresco viento de la igualdad sopla con fuerza, impulsando nuestra embarcación hacia la Isla Sensualidad.

Con cada ola que rompe contra el casco, dejamos atrás las viejas ideas y los prejuicios. El cielo azul, símbolo de esperanza, nos indica el camino a seguir. Juntos podemos construir un mundo donde la empatía sea el viento que llena nuestras velas y la diversidad sea el tesoro que guardamos en nuestro cofre.

CAPÍTULO 14

Segunda batalla: Estereotipos sexuales
Normas culturales dominantes de sexualidad edadista

No te rindas, aún estás a tiempo
de alcanzar y comenzar de nuevo,
aceptar tus sombras, enterrar tus miedos,
liberar el lastre, retomar el vuelo.

MARIO BENEDETTI
(*No te rindas*)

Cuando hablamos de sexualidad, nos adentramos en un mar lleno de corrientes culturales, prejuicios y expectativas sociales. Estas olas, a menudo invisibles, modelan nuestra percepción y experiencia del placer, incluso en la etapa de la vida que solemos asociar con la calma: la vejez.

Desde la infancia, la sociedad nos sumerge en un océano de normas y valores que definen lo que se considera «normal» o «aceptable» en cuanto a la sexualidad. Estos códigos culturales, transmitidos de generación en generación, actúan como faros que guían nuestra conducta, pero también como barreras que limitan nuestra expresión. Y la vejez, como hemos ido viendo, ha venido asociada con la madurez y la sabiduría, pero se encontraba muy lejos de poder disfrutar de los placeres sexuales o de algunas migajas de atractivo y seducción.

En el tiempo actual, en el que los mayores están liberando esos espacios de disfrute, su sexualidad tampoco escapa a las normas y creencias culturales, como pasa con el resto de la sociedad.

Los rompeolas de la sexualidad

Ya ha quedado claro que la vejez para nada es el fin de la sexualidad, sino una nueva etapa en la que el deseo puede manifestarse de formas diversas y enriquecedoras. Al igual que las mareas cambian con el tiempo, también lo hacen nuestras necesidades y deseos.

Pero, para navegar con seguridad en este mar de emociones y expectativas, es fundamental cuestionar determinados «códigos culturales» que hemos internalizado al respecto. Al hacerlo, podremos liberarnos mejor de los prejuicios y descubrir nuevas formas de experimentar la sexualidad en nuestras vidas, de la siguiente manera:

- **Desaprendiendo y reaprendiendo,** ya que se pueden dejar atrás los mensajes negativos que hemos recibido y construir una nueva narrativa sobre nuestro cuerpo y nuestros deseos.

- **Celebrando la diversidad** de nuestra vida, de nuestros deseos, con sus múltiples formas de expresarse, sin juzgar ni compararnos con nadie.

- **Compartiendo experiencias,** pues la sexualidad también es expresar confianza y apertura, ya que esto puede ayudar a romper tabúes y crear espacios seguros para explorar nuestras necesidades.

- **Cuidando nuestro bienestar,** fundamental en nuestra tarea diaria. Hemos de cuidarnos física y emocionalmente, para disfrutar de una vida sexual plena.

Se trata, en definitiva, de romper las olas de los prejuicios culturales, y así podremos embarcarnos en un viaje de autodescubrimiento y disfrutar de una sexualidad satisfactoria en todas las etapas de la vida.

Revolución sexual pasados los 50: ¿Cómo?

En este contexto surge una pregunta, siempre referida a los más mayores: ¿acaso la libertad sexual se desvanece con la edad? No lo creo. Tomemos como referencia el galeote, símbolo de resistencia y rebeldía, ya que su fuerza indomable refleja el anhelo de libertad, de alcanzar la Isla Sensualidad, negándose a ser detenido por más años que lleve surcando los mares.

Buscamos desmantelar las estructuras opresivas en el «territorio 30+», y abrir camino hacia una sexualidad más libre y auténtica en esta segunda mitad de la vida, en una batalla donde cada paso es un avance hacia la liberación, un acto de valentía y resistencia.

Hagamos un breve repaso sobre esos códigos o normas culturales que en la actualidad pueden, en cierto sentido, estar limitando la sexualidad del adulto mayor, o al menos condicionándola en aspectos que pueden ser mejorados.

Sin miedo a tener menos coitos y más caricias

Nuestra cultura occidental enfatiza el coito como la forma principal de expresión sexual, lo que puede generar ansiedad y presión para alcanzar el placer en los más mayores, dados los cambios en el cuerpo que pueden llegar a dificultar este tipo de manifestación sexual, ignorando otros medios de disfrute, que también existen y son igualmente válidos.

Se dejan muchas veces de lado otras formas de intimidad, como caricias, masajes, sexo oral, juegos…, y toda la creatividad que seas capaz de poner en marcha.

Tengamos presente que, en estas últimas etapas de la vida, podemos, con cierta tranquilidad, considerarnos más libres para, a través del erotismo y la sensualidad, encontrar nuevas formas de pasarlo bien, aunque se tenga una cierta edad.

Frecuencias frenéticas y resultados rápidos

Vivimos cada día intensamente la hiperconexión, la inmediatez y la velocidad que imperan en casi todos los aspectos de nuestra vida, y el tema del rendimiento sexual no ha escapado a esta vorágine. La búsqueda de la satisfacción instantánea y la presión por alcanzar el orgasmo en tiempo récord se han convertido en una obsesión para muchos de nosotros, transformando la intimidad en una carrera contra el reloj.

Estamos acostumbrados a recibir de manera casi continua, de la mañana a la noche, mensajes e imágenes que exaltan las frecuencias sexuales, como un claro indicador de éxito y de potencia, tanto para el hombre como para la mujer.

Películas, series, publicidad y hasta memes perpetúan la idea de que la pareja ideal es aquella que tiene relaciones sexuales con una frecuencia determinada, a menudo exagerada y poco realista, y nos marcan y dicen cuántas veces tienes que hacerlo a la semana y al mes; de lo contrario, eres un anciano.

Sin embargo, esta búsqueda desenfrenada por la frecuencia puede acarrear consecuencias negativas. La presión por cumplir con expectativas irreales puede llevar a la frustración, la ansiedad y el desgaste emocional, convirtiendo la intimidad en una fuente de estrés en lugar de placer.

Es importante recordar que el sexo no es una competición ni una carrera. La verdadera esencia de la intimidad reside en la conexión emocional, la comunicación y el disfrute mutuo.

En lugar de enfocarnos en la cantidad, debemos priorizar la calidad de nuestras experiencias sexuales. Explorar nuestro cuerpo y el de nuestra pareja con paciencia, sin presiones ni expectativas, lo que nos permite descubrir nuevas sensaciones, profundizar en la conexión y alcanzar una satisfacción más profunda y duradera.

Es fundamental romper con el mito de la frecuencia frenética y redescubrir el placer sin prisas. La intimidad no se basa en cumplir con cuotas ni alcanzar récords, sino en disfrutar del presente, explorando nuestras sensaciones y conectando con nuestra pareja de una manera significativa.

Cada pareja tiene su propio ritmo y preferencias, y lo importante es encontrar un equilibrio que funcione para ambos. La comunicación honesta y abierta es clave para establecer expectativas realistas y gozar de una vida sexual plena y satisfactoria.

Por tanto, las relaciones sexuales no son una fórmula matemática, ni un número que debemos alcanzar. La frecuencia sexual debe ser establecida por cada pareja de acuerdo con su comodidad, sin presiones, que es como se debe tomar la sexualidad cuando transitas la vejez, y creo que en cualquier época de la vida, no dejando que otros agentes externos marquen nuestras necesidades y deseos.

El orgasmo: ¿Meta o parte del viaje?

¿Cuántas veces hemos escuchado que el orgasmo es el santo grial del sexo? ¡Demasiadas!

La sacralización del orgasmo es un tema complejo y muy delicado, especialmente para las mujeres en la historia de Occidente.

Ha sido explorado por diversos pensadores y estudiosos de diferentes campos, incluyendo la filosofía, la psicología, la sociología y, fundamentalmente, los movimientos feministas.

Y es normal, ya que venimos de una cultura marcada por el hecho de dar por supuesta la «inexistencia» del orgasmo en la mujer; con muchas dificultades para admitir abiertamente que también se da en el sexo femenino.

Hay un libro de Rachel Maines, titulado *La tecnología del orgasmo. La histeria, los vibradores y la satisfacción sexual de las mujeres* (2010), en el que la autora nos sumerge en un aspecto fascinante y poco conocido de la historia de la medicina y la sexualidad: el tratamiento de la histeria femenina en el siglo XIX, que viene a colación al hablar sobre este tema.

Maines subraya algo curioso e interesante:

En la tradición médica occidental el masaje genital hasta el orgasmo era realizado por un doctor o una partera y era un tratamiento acostumbrado para la histeria, aflicción considerada común y crónica en las mujeres.

La histeria era un diagnóstico médico común en el siglo XIX, utilizado para describir una amplia gama de síntomas físicos y emocionales en las mujeres, como ansiedad, fatiga, convulsiones y, en general, cualquier comportamiento que se desviara de las normas sociales establecidas para las mujeres, entre las que se encontraban la creencia de que las mujeres no tenían orgasmos y que estos solo los tenían los hombres.

Y así ha sido durante milenios que los médicos, como Galeno y Avicena, han tratado la llamada «histeria» de las mujeres con «masajes vulvares», completamente alejados de la sexualidad de esta, hasta provocar un «paroxismo histérico», no reconocido como orgasmo, dado que este era algo exclusivamente asociado y admitido para los hombres y no en las mujeres, que eran extrañas a tales placeres.

Uno de los tratamientos más comunes para la histeria era el masaje vulvar, que consistía en la estimulación manual de los genitales de la mujer con el objetivo de inducir un orgasmo, considerado en aquel momento como una forma de liberar la tensión acumulada y «curar» la histeria. Sin embargo, esta práctica, que hoy en día nos resulta extraña y hasta cierto punto ofensiva, era vista en su época como un procedimiento médico completamente normal.

El texto de Maines destaca el hecho de que estos masajes eran una tarea tediosa y agotadora para los médicos, quienes buscaban delegar esta labor en otras personas. En un primer momento, las matronas y parteras fueron las encargadas de realizar estos tratamientos. Sin embargo, con la llegada de la electricidad en el siglo XIX, se inventaron los vibradores mecánicos, que permitían automatizar el proceso y aliviar la carga de trabajo de los médicos.

Lo más curioso de esta historia es que las mujeres, a quienes inicialmente se les aplicaba este tratamiento de forma pasiva, pronto comenzaron a adquirir los vibradores para uso personal. De esta manera, un objeto creado con fines médicos, utilizado para tratar una enfermedad considerada «femenina», se convirtió en un instrumento de placer y bienestar para las mujeres.

Todo ello invita a reflexionar sobre cómo las experiencias y emociones femeninas han sido medicalizadas y patologizadas a lo largo de la historia, y refleja las profundas inseguridades, desconocimiento y prejuicios sobre la sexualidad femenina en la sociedad.

Afortunadamente, las sucesivas olas de feminismo activo han reivindicado para la mujer el mismo punto de disfrute y placer que se le reconoce al hombre, sin necesidad de ser tachadas de histéricas o aburridas, ni tener que soportar tales vejaciones sobre su placer y sexualidad.

Sin embargo, el tema continúa siendo debatido y explorado en contextos contemporáneos, con discusiones en curso sobre el papel del orgasmo en la identidad personal, las relaciones sexuales y las normas sociales más amplias, tengas el género que tengas.

Hoy en día, conseguidos los objetivos feministas, el concepto de «sacralización del orgasmo» ha sido criticado por su potencial para sobreenfatizar la importancia del orgasmo en las experiencias sexuales y crear expectativas poco realistas tanto para hombres como para mujeres.

Se trata de una especie de «culto al orgasmo» que, como fenómeno, se manifiesta de diversas formas:

- **El orgasmo como medida del éxito sexual**, en donde se ha creado la idea de que una mujer no está satisfecha sexualmente si no experimenta un orgasmo en cada encuentro sexual, o incluso varios orgasmos en el mismo encuentro sexual. Esto puede generar una gran presión y ansiedad en las mujeres, y puede llevar a la comparación constante con los demás, así como causar malestar y baja autoestima.

- **La búsqueda incesante del orgasmo**, que se ha convertido en una obsesión para muchas personas, lo que puede derivar en una sexualidad más performativa y menos espontánea.
- **La comercialización del orgasmo**, ya que la industria del sexo ha aprovechado esta tendencia para comercializar productos y servicios que prometen orgasmos más intensos, maravillosos, espectaculares y frecuentes.
- **Se ha convertido en la meta, casi exclusiva, a alcanzar**, y son muchos los que argumentan que esto puede conducir a la ansiedad por el desempeño.
- **Con un enfoque centrado, principalmente, en los «resultados» sexuales**, en lugar de la experiencia general de intimidad y conexión que atraviesan el erotismo y la sensualidad, que cobra especial relevancia en la etapa más adulta de la vejez. Ello supone correr el riesgo de perder la riqueza del proceso y de todos esos momentos gustosos del desarrollo de la relación, que no tienen por qué ser considerados una «antesala», sino la sexualidad misma en las últimas etapas de la vida.

El orgasmo, sin duda, es un elemento vital en las prácticas sexuales, pero siempre y cuando no sea el único objetivo o lo único importante a la hora de relacionarse, máxime cuando se tiene una cierta edad. Sin olvidar que a esta «cierta edad» puede ser más fácil acceder al orgasmo, dado que uno conoce mucho mejor su cuerpo y sus resortes de estimulación. De lo que se trata es de que otros elementos de la relación sexual puedan también tener su importancia, valoración y desarrollo.

De manera que la pregunta que se nos plantea es la siguiente: ¿se puede tener sexo increíble sin orgasmo? Sí.

Por eso, es mejor dejar atrás esas escenas de las películas en donde una pareja se quita la ropa en quince segundos, quince minutos después de haberse conocido, y ambos están preparados para todo en tiempo récord. ¡Olvídate de eso! Ya que realmente no necesitamos poner tanta presión sobre nuestros hombros.

El orgasmo es genial, sí, pero no debería ser el único objetivo de nuestras relaciones sexuales. Después de todo, ¿no es más divertido el viaje que el destino final? Lo primero es lo primero. El sexo no es una competición.

Con todo el mundo obsesionado con llegar hasta el final, sucede que los demás elementos, que también hacen que el sexo sea extremadamente placentero, quedan a un lado, desvalorizados. Y si una de las dos personas no ha conseguido llegar al orgasmo, la otra se lo toma como algo personal: un reflejo de su incapacidad para satisfacer a su amante.

Cuando esto sucede, se ejerce más presión sobre la relación al volver a tener sexo, ya que intenta salvar a la otra persona de la decepción. Y, como todos sabemos, nada arruina más rápido una erección que ser consciente del bajo rendimiento sexual. Esta persona crea un terrible círculo vicioso en el que nadie consigue lo que quiere.

Por supuesto que todos merecemos tener orgasmos fantásticos durante el sexo. Pero no debemos focalizar el orgasmo como la meta de nuestros encuentros sexuales, porque eso nos aleja directamente del placer y la relajación durante el acto, y todo se convierte en una competición absurda que no nos permite disfrutar del momento.

Hipersexualización e invisibilización

Nos encontramos inmersos en un entorno donde la sexualidad está en todas partes, omnipresente, como en la publicidad, en los medios de comunicación, en la moda; incluso las conversaciones cotidianas están impregnadas de imágenes y mensajes con un fuerte componente sexual.

Esta hipersexualización, si bien puede tener algunos aspectos positivos, como la apertura hacia la expresión sexual, la exploración de fantasías y la ruptura de tabúes, también conlleva consecuencias negativas, especialmente en lo que respecta a la invisibilización de la sexualidad en las últimas etapas de la vida, estando íntimamente relacionada con la juventud y con una imagen de personas atractivas y cuerpos perfectos donde, una vez más, parece que las personas mayores no tuvieran el mismo derecho a disfrutar en este terreno igual que las de menos edad.

La hipersexualización constituye un exceso que incluso a veces roza los límites de la pornografía, que es una pendiente resbaladiza hacia riesgos y consecuencias, y la facilidad de acceso a la misma está llevando a una «normalización» preocupante. Entre estos riesgos se encuentran:

- Aumento de su consumo, donde se invierte tiempo y más dinero, a veces de manera obsesiva y compulsiva.

- Necesidad de material cada vez más excitante y, por tanto, extremo o impactante, con los riesgos que esto conlleva.

- Interferencias en la vida diaria, en el trabajo y en la pareja.

- La adicción y la distorsión de la realidad sexual y de la imagen corporal pueden llevar a un ciclo de búsqueda compulsiva del sexo, derivando finalmente en un juego peligroso que contribuye a construir una sociedad más sexista y objetivadora.

Hay que recordar que la pornografía no es una representación real de la sexualidad, sino que se trata de un producto comercial, una mercancía más, creada para satisfacer la demanda de material sexualmente explícito. La sexualidad saludable se basa en el respeto mutuo, la comunicación y el consentimiento, y no se trata de cumplir fantasías o buscar emociones extremas.

No permitamos que la industria del mercadeo consumista del sexo dicte cómo debe ser nuestra propia sexualidad, sensibilidad, erotismo y sensualidad, ni mucho menos nuestra belleza, a ninguna edad. Y así nos alejaremos de las normas culturales rígidas e inalcanzables, para adentrarnos en la claridad y transparencia, en un viaje personal que nos invita a cuestionar todo lo que hemos aprendido en este sentido hasta ahora.

Atrévete a nadar contracorriente: El amor te espera

A lo largo del viaje, nos hemos ido acostumbrando, casi sin darnos cuenta, a «navegar contracorriente» en todos estos complejos entramados de la vejez, en lo que hemos llamado «nueva longevidad», pues describe la capacidad que todos tenemos para poder pensar de manera no convencional, creativa e innovadora, que ayude a nuestra salud física y mental.

Y es que, en este mundo, poder ser autocrítico y aprender a «pensar fuera de la caja» constituye en sí mismo un pequeño acto revolucionario, íntimo y personal que nos ayuda a situarnos en la otra orilla de esta sociedad.

No existe ninguna fórmula mágica para aprender a desarrollar este tipo de pensamiento, sino que somos cada uno de nosotros los que tenemos que encontrar nuestras propias estrategias para desarrollar esta habilidad, sin duda necesaria en el mundo en el que vivimos.

Es importante recordar que ni en la escuela, ni en la universidad, ni en el trabajo nos enseñan a desarrollar esta manera de entender el mundo; por lo tanto, no es una habilidad innata, sino que requiere práctica y dedicación.

Debemos aprender a no conformarnos con las primeras ideas que nos llegan o que surgen en nuestra mente, pues suele ser necesario investigar, explorar y analizar si realmente se alinean con nuestro bienestar físico y mental.

Implica un proceso de liberación gradual y constante de los patrones de pensamiento convencionales. Es un viaje hacia lo desconocido, no solo en cuanto a la normalidad, la belleza o la sexualidad, sino en cualquier ámbito de la vida en que el ser humano se desarrolla y crece.

La edad nos da unos ritmos diferentes de vivir y de sentir la vida, con esa pausa y esa necesidad de calma que, cuando se es joven, no es tan necesaria y que, a la vez, permite ser muy conscientes de que vivimos en un planeta finito, con recursos limitados y una capacidad de regeneración determinada.

La transformación que necesitamos no se logra con parches temporales, sino con una reflexión profunda a nivel individual y colectivo, cuestionándonos si estos modelos de envejecer nos hacen realmente felices como sociedad, sin olvidar evaluar el impacto ambiental que genera.

Si este cambio no se traduce en acciones concretas, se convierte en un concepto vacío, en un libro y un viaje que no habrá merecido la pena de recorrer. Por tanto, es momento de pasar de la teoría a la práctica y construir, entre todos, nuevos modelos que sean más sostenibles, éticos y respetuosos con el planeta y con nosotros mismos. Y, desde mi perspectiva, «pensar fuera de la caja», traducido en atreverse a desafiar las suposiciones, cuestionar lo establecido y buscar soluciones creativas a los problemas, es uno de los caminos viables para conseguirlo.

No se trata de ser «rebeldes sin causa», sino de desarrollar un pensamiento íntimo, propio, crítico y, a la vez, flexible e integrador, que permita adaptarse al mundo mejor en su constante cambio y variaciones.

Subvertir las expectativas en este sentido no es tarea fácil, es como intentar dejar de consumir un alimento que nos perjudica pero nos encanta. Romper ese hábito requiere esfuerzo, sacrificio, voluntad y disciplina.

En este contexto, dos grandes pensadores del panorama español nos ayudan con sus consejos y estimable sabiduría. En primer lugar, la destacada figura de don Julián Marías, que para mí cobra especial importancia dado que toda su vida abogó por algo tan esencial en la vida humana y, a la vez, tan escaso como «la concordia», siendo este un valor básico y trascendente para la construcción de una sociedad justa y cohesionada.

La frase de Marías (2021) que recuerdo es la siguiente: «Es necesaria más que nunca la concordia, aunque sea sin acuerdo». Encierra una profunda sabiduría, ya que no se trata de cuestionar ni demonizar ninguna postura, sino de tener un criterio forjado y reflexivo.

A pesar de estas dificultades, la concordia y el pensamiento crítico han de continuar siendo un objetivo alcanzable, aunque sea necesario un esfuerzo colectivo por parte de todos los sectores de la sociedad para superar estos obstáculos y construir un futuro más próspero y justo para todos.

Y junto con ella, la concordia, otra gran herramienta para trabajar en nuestro día a día es «la voluntad», un concepto que don Santiago Ramón y Cajal, en *Pensamientos de tendencia educativa* (1930), definía de esta manera: «Si hay algo en nosotros verdaderamente divino es la voluntad, por ella afirmamos la personalidad, templamos el carácter, desafiamos la adversidad, reconstruimos el cerebro y nos superamos diariamente». Y es que, sinceramente, creo que sin voluntad no podríamos cambiar nuestras acciones en relación con el edadismo social y cultural que muchas veces percibimos en nuestra sociedad.

La transformación individual, íntima y personal de cada uno de nosotros tiene que ser muy consciente y partir de nuestro deseo interior por cambiar realmente todo este conjunto de ideas y creencias. Se trataría, en definitiva, de dedicar algo de tiempo, el suficiente, para reflexionar sobre los mensajes que recibimos, cultivando la paciencia y el cariño hacia lo que somos, y teniendo en cuenta el lugar del que partimos.

Estas son las nuevas leyes que rigen esa isla maravillosa hacia la que nos dirigimos desde el principio del libro y que ya casi divisamos en el horizonte, sintiendo en el corazón la alegría de saber que cada vez está cerca, en nuestro entendimiento y en nuestra alma, tratar de otra manera esta segunda mitad de la vida. Isla Sensualidad está ya a nuestro alcance.

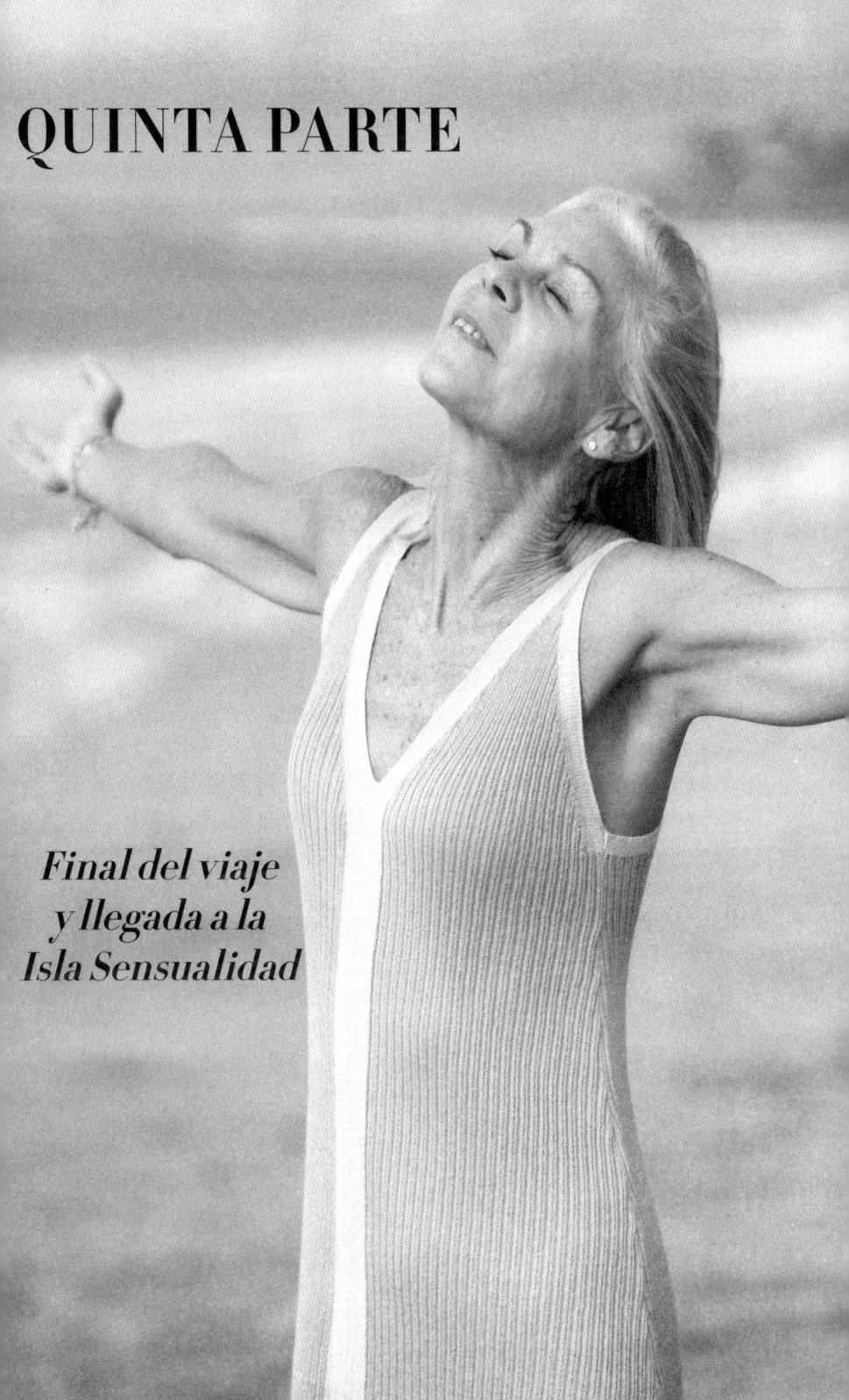

QUINTA PARTE

*Final del viaje
y llegada a la
Isla Sensualidad*

En la noche que me envuelve,
negra, como un pozo insondable,
doy gracias al Dios que fuere
por mi alma inconquistable.

En las garras de las circunstancias
no he gemido, ni llorado.
Bajo los golpes del destino
mi cabeza ensangrentada jamás se ha postrado.

Más allá de este lugar de ira y llantos
acecha la oscuridad con su horror.
Y, sin embargo, la amenaza de los años me halla,
y me hallará sin temor.

Ya no importa cuán estrecho haya sido el camino
ni cuántos castigos lleve a mi espalda:
soy el amo de mi destino,
soy el capitán de mi alma.

WILLIAM ERNEST HENLEY

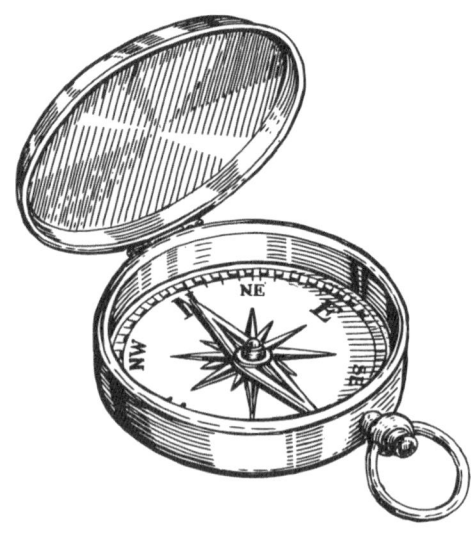

CAPÍTULO 15

El emocionante viaje de la vida
El emocionante viaje de una navegante intrépida

> *La vejez (tal es el nombre que los otros le dan)*
> *puede ser el tiempo de nuestra dicha.*
> *El animal ha muerto o casi ha muerto,*
> *quedan el hombre y su alma.*
> *Vivo entre formas luminosas y vagas*
> *que no son aún la tiniebla.*
>
> JORGE LUIS BORGES
> *(Elogio de la sombra)*

Finalmente, la tormenta amaina en este viaje hacia la Isla Sensualidad, y ahora las olas, antes colosales y furiosas, comienzan a mecerse con suavidad, como si acallaran su clamor y se inclinaran ante la victoria recién conquistada de una sexualidad y una belleza normales en la nueva longevidad, a bordo del galeón victorioso, con un silencio misterioso y expectante que reina entre la tripulación.

Observamos el horizonte desde la proa del navío, con el viento acariciando el cuerpo y la cara, y en nuestra mente se suceden las imágenes de la batalla final contra los prejuicios y estereotipos obsoletos, que aún se arremolinan vívidos y crudos en nuestra mente.

Recordamos el choque de espadas y el rugido de los cañones que reviven en nuestro espíritu, tal y como fue en otras épocas históricas para los más mayores, quienes estuvieron apartados de tantos lugares y espacios de satisfacción y gozo, quedando recluidos y encerrados en cárceles de dolor y miseria en aquella vejez en la que la soledad, la decrepitud y la enfermedad fueron sus constantes compañías, vagando de la misma manera que lo hacían los parias.

Pero todo aquello queda en recuerdos, entre tinieblas, siendo hora de refrescar la camaradería, la valentía y la determinación de todos los que hemos luchado y seguiremos haciéndolo frente al edadismo imperante, para que estas etapas de la vida sean de libertad y salud, en la medida de lo posible, siendo capaces de entregar con dignidad a la Divina Providencia este regalo que la vida ha sido.

Un suspiro se escapa de uno de los lectores que ha viajado conmigo todo el trayecto mientras descansa los ojos, dejando que la brisa marina se lleve consigo los últimos vestigios de la tensión que durante siglos había acompañado a la vejez.

Hemos surcado juntos los siete mares y, en homenaje a mi padre, siguiendo sus pasos de experimentado marinero, nos hemos enfrentado, como él me enseñó desde niña, y lo seguiremos haciendo hasta el final, a los piratas más despiadados, que han intentado arrebatarnos nuestra belleza y nuestras ganas de vivir y experimentar la vida. Todo, por el mero delito de haber cumplido un año más en el calendario. Pero al final hemos ganado el combate y hemos podido continuar explorando las tierras desconocidas de la vida, la pasión, el amor y el respeto como seres humanos.

Fue ya hace algunos años que, estando en torno a los cuarenta y pico, me uní a la causa rebelde, y no imaginaba que, si bien iba a pagar un precio, las ganancias iban a ser tantas y tan variadas, ya que la lucha por la salud, la belleza y la sexualidad en la vejez no es un camino fácil, pero sí apremiante.

A esa altura de mi vida decidí que llegaría a la vejez con tres objetivos claros a conseguir: no tomaría pastillas; estaría sana y suficientemente bella y sexi, y, por supuesto, habría aprendido a pensar fuera de la caja.

En este viaje vital he comprendido el verdadero significado de la libertad en la vejez, que se acompaña de valores como respeto, empatía, solidaridad y bondad, fundamentales para cuidar de este planeta que habitamos. He aprendido que la libertad no es un regalo, sino un derecho que debemos defender con uñas y dientes cada día desde que nos levantamos, pues el cerebro es cómodo y se olvida pronto de los objetivos a conseguir, si no hay voluntad y disciplina.

Al mirar hacia atrás, me siento honrada de ser parte de esta travesía épica y puedo decir con orgullo que he conocido a personas increíbles que me han servido y sirven de faros en el camino. He forjado amistades inquebrantables y he vivido experiencias que jamás olvidaré. He crecido como persona, como navegante y como luchadora por la libertad y la defensa de que la vejez es una gran etapa en la vida del ser humano.

Mientras el sol se pone en el horizonte, tiñendo el cielo de colores anaranjados y violetas, me despido de ustedes, sabiendo que esto es solo el comienzo de una nueva era para los más viejos. Una era de libertad y de justicia en la que todos podamos ser algo más iguales, y espero, como navegante de los siete mares de la trascendencia, estar allí para presenciarlo, en esta vida o en la otra.

Deseo que este viaje que han realizado conmigo en la lectura de este libro les haya inspirado a desafiar sus propios límites y a vivir la vida con plenitud. Ya solo me resta, para finalizar, hacerlo con un mensaje que me dejó Rita Levi (1999) y que a ella le dejó previamente su primo Levi. Dice así:

> Ruego al lector que no busque mensajes. Es un término que aborrezco, porque me pone en crisis, porque me viste de ropa que no es mía, que, al contrario, pertenece a un tipo humano del cual desconfío: el profeta, el vaticinador, el vidente. Pero yo no soy nada de eso.

Hasta la próxima, queridos lectores. Y recuerden:

- Que el amor no tiene edad.
- Que la belleza puede ser normal e imperfecta.
- Que el deseo no tiene límites.
- Y que la vida es un gran regalo que debemos disfrutar al máximo.

¡Viva la longevidad!
¡Viva el erotismo y la belleza en la vejez!
Y, sobre todo, ¡viva la vida!

BIBLIOGRAFÍA

Acosta-Benito, M. A. y Martín-Lesende, I. (2022). «Fragilidad en atención primaria: diagnóstico y manejo multidisciplinar». *Atención primaria,* vol. 54. Science Direct. Elsevier. Disponible en https://www.sciencedirect.com/science/article/pii/S0212656722001159.

Baroja, P. (1975). *La sensualidad pervertida.* Caro Raggio.

Bartlett, J. (2023). «Atacama, el lugar donde van a morir las prendas de ropa *lowcost*». *National Geographic.* Disponible en https://www.nationalgeographic.es/2023/04/desierto-atacama-vertedero-prendas-de-ropa-lowcost.

Bataille, G. (1981). *Las lágrimas de Eros.* Tusquets Editores.

— (1979). *El erotismo.* Tusquets Editores.

Baudrillard, J. (1977). *Cultura y simulacro.* Galilée.

— (2004). *The Finest Consumer Object. The Body.* Routledge.

Bauman, Z. (2021). *Amor líquido. Acerca de la fragilidad de los vínculos humanos.* Paidós.

BBC News (2018). «Emile Ratelband: el holandés de 69 años que inició una batalla legal para poder quitarse 20 años de su edad natural». *BBC News Mundo.* Disponible en https://www.bbc.com/mundo/noticias-46145019.

Beauvoir, S. de (2017). *El segundo sexo.* Cátedra.

— (1970). *La vejez.* Edhasa.

Becca, L.; Kundel, S., y Slade, M. (1975). *Longevity Increased by Positive Self-Perceptions of Aging.* Universidad de Yale.

Bernardini, D. (2019). *La segunda mitad. Los 50+, vivir la nueva longevidad.* Penguin Random House.

Blasco Marhuenda, M. y Salomone, M. G. (2016). *Morir joven, a los 140: El papel de los telómeros en el envejecimiento y la historia de cómo trabajan los científicos para conseguir que vivamos más y mejor.* Paidós.

BOE (1987). *Ley de Clases Pasivas del Estado.* Boletín Oficial del Estado n.º 126.

Brown, B. (2020). *The gifts of imperfection.* Hazelden Information & Educational Services.

Bruckner, P. (2001). *La euforia perpetua.* Tusquets Editores.

Cajal, R. (1930). *Pensamientos de tendencia educativa.* Disponible en https://www.youtube.com/watch?v=oplR5i0RtXM.

Camus, A. (1953). «Regreso a Tipasa». *El verano.* Alianza.

Castillo, M. y Garre, M. (2021). «Edad cronológica vs. edad real. ¿Qué edad creen que tienen los españoles?». Publicaciones de Estudio Vivaz. Seguro Salud.

CEPAL (2020). *Perspectivas de Población Mundial 2019: Revisión.* Naciones Unidas, CEPAL.

Cicerón (2021). *De senectute.* Biblioteca Nueva.

CNGGJ (2010). «Escalas Generacionales del Estudio del Centro Nacional de Geriatría y Gerontología de Japón». Publicaciones del Centro Nacional de Geriatría y Gerontología de Japón.

Cordeiro, J. L. (2018). *La muerte de la muerte.* Deusto.

Cortese, R. (2018). «Percepción de salud y bienestar en la vejez». *Subjetividad y Procesos Cognitivos,* vol. 22, 1, pp. 17-39. Disponible en https://www.redalyc.org/journal/3396/339657511001/339657511001.pdf.

Díaz, Y. (2021). *Maldito estereotipo.* Ediciones B.

Eco, U. (2004). *Historia de la belleza.* Lumen.

— (2007). *Historia de la fealdad.* Lumen.

Foucault, M. (1976). *Vigilar y castigar. El nacimiento de la prisión.* Siglo XXI.

— (1985). *Historia de la sexualidad (I-IV).* Siglo XXI.

— (2000). *Los anormales. Curso en el College de France (1974-1975).* Fondo de Cultura Económica.

Freixas, A. (2021). *Yo, vieja.* Capitán Swing.

Friedan, B. (2016). *La mística de la feminidad.* Cátedra.

Fromm, E. (1941). *El miedo a la libertad.* Paidós.

— (1956). *El arte de amar.* Paidós.

García-Peñuela, E. B. (2021). *Julián Marías. La concordia sin acuerdo.* Colección Biografías Intelectuales. Fundación FAES.

Guidenss, A. (2006). *La transformación de la intimidad: sexualidad, amor y erotismo en las sociedades modernas.* Cátedra.

Glantz, M. (1981). *Las genealogías*. Debolsillo.

Goffman, E. (1959). *La presentación de la persona en la vida cotidiana*. Amorrortu Editores.

Gómez Rodas, C. A. (2013). «Sensualidad y erotismo. Una mirada desde Georges Bataille y Nicolás Gómez Dávila». *QUID: Investigación, Ciencia y Tecnología*, n°. 20, págs. 55-62. Disponible en file:///C:/Users/carme/Downloads/Dialnet-SensualidadYErotismoUnaMiradaDesdeGeorgesBatailleY-5235880.pdf.

Growing Season, F. (2016). «Present Perfect: Documental sobre un Proyecto Intergeneracional». Publicaciones de la Sociedad Española de Psicogerontología. Disponible en https://psicogerontologia.org/present-perfect-documental-sobre-un-proyecto-intergeneracional/.

Guillén, J. (1928). «Más allá». *Cántico*. Pozanco.

Iacub, R. (2019). «Desarticulando las fronteras del erotismo en la vejez». *Research on Ageing and Social Policy*, vol. 8, n.° 1, pp. 1-24. Disponible en https://hipatiapress.com/hpjournals/index.php/rasp/article/view/4616.

INE (2022). «Proyecciones de población a corto plazo 2023-2027». Publicaciones del Instituto Nacional de Estadística. Disponible en https://www.ine.es/prensa/pp_2022_2072.pdf.

Jung, C. (1998). *Arquetipos e inconsciente colectivo*. Paidós.

Kafka, F. (1915). *La metamorfosis*. Biblioteca Virtual Universal. Disponible en https://www.biblioteca.org.ar/libros/1587.pdf.

Levi Montalcini, R. (1999). *El elogio de la imperfección*. Círculo de Lectores.

Levy, B. (2023). «El secreto de Becca Levy, experta de Yale, para recuperar la memoria y rejuvenecer el cerebro». *El Español*. Disponible en https://www.elespanol.com/ciencia/salud/20230418/secreto-becca-levy-experta-yale-recuperar-rejuvenecer/755424601_0.html.

Lorenzo, Yolanda (2023). «El mercado *beauty* superará los 7000 millones». *The Luxonomits*. Disponible en https://theluxonomist.es/actualidad/economia/mercado-beauty-superara-7-000-millones.

Maines, R. P. (2010). *La tecnología del orgasmo*. Milrazones.

Marías, J. (1987). *La felicidad humana*. Alianza.

Maroto-Rodríguez, J. y Sotos-Prieto, M. (2022). «Un estilo de vida mediterráneo y la incidencia de fragilidad en adultos mayores: la cohorte Seniors-ENRICA-1». *PubMed. National Library of Medicine*.

Masquardt, A. (s. f.). «Founder and CEO». *Marquardt beauty analysis*. Disponible en https://www.beautyanalysis.com/about-mba/founder-ceo/.

Mckinsey, C. (2023). «El Estado de la Moda 2023: Un Informe Especial sobre la Industria de la Belleza». *McKinsey & Company*. Disponible en https://www.mckinsey.com/industries/retail/our-insights/state-of-fashion.

Ministerio de Sanidad (s. f.). *Estrategia Nacional para la Promoción del Envejecimiento Activo y Saludable (2015-2020)*. Ministerio de Sanidad de España.

Mordor Intelligence (2020). «Men's Grooming Products Market Size & Share Analysis. Growth Trends & Forecasts (2024-2029)». Publicaciones de Mordor Intelligence. Disponible en https://www.mordorintelligence.com/industry-reports/men-grooming-products-market.

Moro, T. (1971). *Utopía*. Zero Editorial.

Huenchuan, S. (ed.) (2018). *Envejecimiento, personas mayores y agenda 2030 para el desarrollo sostenible. Perspectiva regional y de derechos humanos.* CEPAL.

National Geographic España (2022). *Ciencia de la vida: Longevidad*. Disponible en https://www.youtube.com/watch?v=bzP_-ph0fUE.

National Institute on Aging (2024). *La sexualidad en la edad avanzada*. Disponible en https://www.nia.nih.gov/espanol/sexualidad/sexualidad-edad-avanzada.

Nin, A. (1978). *Delta de Venus*. Alianza Editorial.

Novo, M. (2023). *La sociedad de las prisas*. Obelisco S. L.

Núñez, C. (2022). *Descubre tu verdadera edad*. Círculo Rojo.

Observatory, S. E. (2024). *Informe sobre la economía silver en España*.

OMS (2022). «Maltrato de las personas mayores». Publicaciones de la Organización Mundial de la Salud. Disponible en https://www.who.int/es/news-room/fact-sheets/detail/abuse-of-older-people.

Ortega y Gasset, J. (1987). *Meditaciones del Quijote*. Alianza Editorial.

Paz, O. (1972). *El arco y la lira*. Fondo de Cultura Económica.

— (1994). *Un más allá erótico: Sade*. Tercer Mundo.

— (2004). *Obra poética (1935-1998)*. Galaxia Gutemberg.

Pérez Carbajal, M. V. (2015). «El sentido del erotismo». *Revista de Ciencias y Humanidades*. Disponible en https://biblioteca-repositorio.clacso.edu.ar/bitstream/CLACSO/4950/1/ElSentidodelErotismo.pdf.

Piaget, J. y Hinhelder, B. (1969). *Psicología del niño*. Morata.

Pochintesta, P. (2010). «Las emociones en el envejecimiento y el miedo ante la muerte». *Investigaciones en Psicología*, vol. 15, n.º 1, pp. 117-14.

— (2012). «De cuerpos envejecidos: un estudio de caso desde el discurso publicitario». *Pensar la publicidad: revista internacional de investigaciones publicitarias*, vol. 6, n.º 1, pág. 163.

Racionero, L. (1993). *Arte de vivir a través de los cinco sentidos.* Bolsitemas.

Rilke, R. M. (2018). *Poemas franceses reunidos.* Ediciones De La Mirándola.

Rodríguez, Y. (2021). *Maldito estereotipo.* Ediciones B.

Rosero García, L. C.; Rosero Arcos, V. H., y Ferney Mora Acosta, L. (2013). «Erotismo en la Sexualidad». *Revista de Psicología GEPU.* Disponible en https://revistadepsicologiagepu.es.tl/Erotismo-en-la-Sexualidad.html.

Ruiz, J. C. (2021). «La normalidad está infravalorada y es un punto de apoyo para ser feliz». *ECD Confidencial Digital.* Disponible en https://www.elconfidencialdigital.com/articulo/en-pause/jose-carlos-ruiz-normalidad-infravalorada-es-punto-apoyo-ser-feliz/20211105094648300070.html.

— (2023). *Incompletos. Filosofía para un pensamiento elegante.* Destino.

Sade, D. A. (1967). *Obras completas. Tomo I.* Edhasa.

Sanmartín Esplugues, J. (2021). «¿Por qué necesitamos la belleza?». *Red de investigaciones filosóficas.* Publicaciones de la Universidad Católica de Valencia. Disponible en https://proyectoscio.ucv.es/articulos-filosoficos/articulos_fondo/por-que-necesitamos-la-belleza/.

Sartre, J. P. (2004). *El existencialismo es humanismo.* Edhasa.

Secretaría de Interacción Social de Bogotá (2023). *Versos infinitos. Poemas para la vida.* Alcaldía Mayor de Bogotá.

Seligman, M. E. P. (1981). *Indefensión.* Editorial Debate.

Silva, A. de (2000). «Reseña de *On Beauty and Being Just,* de Elaine Scarry», *Anuario de Historia de la Iglesia.* Universidad de Navarra. Disponible en https://www.redalyc.org/pdf/355/35509078.pdf.

Silver Economy (2024). *Libro Blanco de la Silver Economy en España 2024.* Comisión de Silver Economy del clúster MAD FinTech y Foro ECOFIN.

Sinclair, D. (2024). «Una actitud positiva durante la vejez alarga la vida, según Harvard». *Muy Interesante.* Disponible en https://www.muyinteresante.com/ciencia/61483.html#:~:text=%E2%80%9CLas%20personas%20con%20actitudes%20m%C3%A1s,Facultad%20de%20Medicina%20de%20Harvard.

— y LaPlante, M. D. (2020). *Alarga tu esperanza de vida. Cómo la ciencia nos ayuda a controlar, frenar y revertir el proceso de envejecimiento.* Grijalbo.

UAM (2022). «El estilo de vida mediterráneo favorece el envejecimiento saludable». Publicaciones de la Universidad Autónoma de Madrid. Disponible en https://www.uam.es/uam/investigacion/cultura-cientifica/noticias/mediterraneo-envejecimiento-saludable.

UCLA (2023). «Perceptions of Beauty and Aging in the United States». Publicaciones de la Universidad de California en Los Ángeles.

UPF (s. f.). «Body image in older adults: a review. Imagem corporal em idosos: uma revisão». Publicaciones de la Universidad Pompeu Fabra.

Valle Inclán, R. M. (2017). *Luces de bohemia.* Cátedra.

Watson, S. (2016). «Mini skirts and eternal beauty: the rise of Midorexia». *The Telegraph.* Disponible en https://www.telegraph.co.uk/health-fitness/body/mini-skirts-and-eternal-beauty-the-rise-of-midorexia/.

Winnicott, D. V. (2009). *El niño y el mundo externo.* Horme-Paidós.

Wolf, N. (2020). *El mito de la belleza.* Continta Me Tienes (Errementari S. L.).